高等职业教育护理类专业教材

健康评估实训手册

（情境案例版）

顾丽华　马从莎　曹雪楠◎主编

中国轻工业出版社

图书在版编目（CIP）数据

健康评估实训手册：情境案例版 / 顾丽华，马从莎，曹雪楠主编. -- 北京：中国轻工业出版社，2025. 8.

ISBN 978-7-5184-5280-4

Ⅰ. R471-62

中国国家版本馆CIP数据核字第2025EC0603号

责任编辑：钟　雨

文字编辑：陈丽婷　　责任终审：张乃柬　　设计制作：锋尚设计

策划编辑：钟　雨　　责任校对：刘小透　晋　洁　　责任监印：张京华

出版发行：中国轻工业出版社（北京鲁谷东街5号，邮编：100040）

印　　刷：三河市万龙印装有限公司

经　　销：各地新华书店

版　　次：2025年8月第1版第1次印刷

开　　本：787 × 1092　1/16　印张：11.5

字　　数：245千字

书　　号：ISBN 978-7-5184-5280-4　定价：45.00元

邮购电话：010-85119873

发行电话：010-85119832　010-85119912

网　　址：http://www.chlip.com.cn

Email：club@chlip.com.cn

241880J2X101ZBW

本书编委会

主编

顾丽华（上海中侨职业技术大学）　　马从莎（上海中侨职业技术大学）

曹雪楠（上海中侨职业技术大学）

副主编

施　蕾（上海中侨职业技术大学）　　岳　欣（上海中侨职业技术大学）

洪　平（上海中侨职业技术大学）　　张　琳（上海中侨职业技术大学）

王莉萍（上海开放大学杨浦分校）　　王照娟（山东医学高等专科学校）

参编

刘　波（上海中侨职业技术大学）　　陈　露（上海中侨职业技术大学）

王怡淳（上海中侨职业技术大学）　　周　悦（上海中侨职业技术大学）

马文新（上海中侨职业技术大学）　　曹蓓蕾（上海市公共卫生临床中心）

孙美艳（上海市公共卫生临床中心）　　华　丽（上海市同仁医院）

吴　英（上海市同仁医院）

主审

陆玲庆（上海市公共卫生临床中心）　　李　蕊（同济大学附属肺科医院）

前言

健康评估是护理专业学生必须掌握的基本技能之一，它涉及病史采集、体格检查、辅助检查等多个方面。护士通过全面系统的护理评估，提出护理对象的健康问题及护理诊断，为进一步确立护理目标，制定护理措施提供依据。通过健康评估，学生可以学会运用科学的临床思维去识别健康问题及人对它的反应；能将所学的基本理论尽快尽早地转化为护理专业实践的能力；能将掌握的专业技术转化为从事护理工作的职业本领。通过主动地评估服务对象，有效地锻炼学生与服务对象间的理解、沟通能力，为适应护理工作需要打下坚实的基础。因此，加强健康评估的实训教学，对提高护理专业学生的临床能力和职业素养具有重要意义。

在医学教育的长河中，实践技能的培养始终占据着举足轻重的地位。随着医疗技术的不断进步和患者需求的多元化发展，以及健康观念和现代护理模式的转变，对医学生的实践能力提出了更高的要求。健康评估是医学教育中不可或缺的一部分。它不仅要求学生掌握理论知识，更强调实践技能的培养和临床思维的锻炼。我们精心编纂了本书，旨在为护理专业的学生提供系统、全面的健康评估实训指导，并通过客观结构化临床考试（objective structured clinical examination, OSCE）的方式，对学生的实践能力进行科学、公正的评估。

本书的编写秉承以学生为中心的教学理念，强调实践操作与理论学习的紧密结合。我们鼓励学生在模拟临床情境中进行学习，系统掌握健康评估的基本技能与流程，从而提高临床思维和决策能力，并为OSCE做好充分准备。通过本书的学习和实践，学生将能够更好地理解健康评估的重要性，掌握必要的评估方法和技巧，并在模拟的临床环境中进行有效的沟通和操作。

传统的教学模式往往侧重于理论知识的传授，而忽视了实践技能的培养。然而，医学是一门实践性很强的学科，仅仅掌握理论知识是不够的。通过实训指导，我们可以让医学生在模拟真实临床环境中进行实践操作，从而加深对理论知识的理解和应用。同时，实训指导还可以帮助学生发现自身的不足之处，从而进行及时调整和改进。

OSCE是一种客观、标准化的临床能力评估方法，它通过模拟真实的临床场景，对学生的实践能力进行全面、系统地考核。与传统的考试方式相比，OSCE具有以下优势：

① 客观性：OSCE采用统一的评分标准和评估工具，能够客观地反映学生的实践能力水平。

② 全面性：OSCE涵盖了多个临床科目和技能点，能够全面评估学生的综合能力。

③ 实用性：OSCE注重实际操作和解决问题的能力，更符合临床实际需求。

④ 公正性：OSCE采用标准化的考核流程和评分标准，确保了考核结果的公正性和可信度。

本书内容涵盖了健康评估的各个方面，包括但不限于健康史的采集、身体评估、心理社会评估以及各系统评估等。同时，书中详细介绍了OSCE的流程、评分标准和常见考核项目，如基本技能操作、患者沟通、紧急情况处理等，以帮助学生巩固理论知识，提高实践技能。

本书共分为两大部分：第一部分是健康评估实训指导，包括病史采集、体格检查、辅助检查等方面的实训内容；第二部分是OSCE指南，详细介绍了OSCE的流程、评分标准和注意事项等内容。此外，本书还附有大量的图表和案例分析，可帮助学生更好地理解和掌握相关知识和技能。

为了最大限度地利用本书，我们建议学生在教师的指导下，结合理论知识和实际操作进行学习。本书可以作为教材，也可以作为自主学习和复习的参考。我们鼓励学生积极参与书中的案例讨论和实操练习，以提高自己的临床能力。

在本书的编写过程中，我们得到了许多专家、教师和学生的宝贵意见和建议。在此，我们对他们的辛勤工作和无私贡献表示衷心的感谢。

最后，我们希望本书能够成为学生学习和实践健康评估的良师益友，帮助他们在OSCE中取得优异成绩，并在未来的医疗工作中发挥重要作用。祝愿所有读者在学习和实践中不断进步，为患者提供更优质的护理服务。

顾丽华　马从莎　曹雪楠

2024.10.22

目录

项目一

概述……1

任务一　健康评估的定义及其重要性分析……2

任务二　OSCE的概述与目标分析……8

项目二

病史采集和分析……14

任务一　问诊技巧的复习与实践……15

任务二　发热与疼痛……22

任务三　呼吸困难与咳嗽、咳痰……31

任务四　恶心、呕吐与腹泻……38

任务五　黄疸与抑郁……45

项目三

体格检查……54

任务一　体格检查方法回顾……55

任务二　甲状腺功能亢进……60

任务三　乳腺癌术前评估……69

任务四　急性阑尾炎术前评估……79

任务五　脑卒中……88

项目四

辅助检查……98

任务一　肺炎患者的血液报告解读……99

任务二　肝癌晚期生化检查报告解读……106
任务三　急性胃肠炎报告解读……115
任务四　心肌梗死心电图报告解读……123

项目五
OSCE指南……130
任务一　客观结构化临床考试的流程和规则……131
任务二　OSCE的准备和应对策略……135

项目六
OSCE实践……140
任务一　慢性阻塞性肺疾病……141
任务二　脑出血后偏瘫……148
任务三　急性胃出血……156
任务四　慢性心力衰竭晚期……163

项目七
自我评价……169
任务一　自我评估的方法和工具……170
任务二　课程总结与未来规划……172

参考文献……175

项目一
概述

任务一　健康评估的定义及其重要性分析

任务二　OSCE的概述与目标分析

任务一

健康评估的定义及其重要性分析

实践任务

在本期实践活动中，我们将探索并全面审视健康评估的定义及其重要性。此任务不仅要求我们掌握健康评估的基本定义，还需通过深入剖析，揭示其内在精髓与广泛外延。我们的目标是对健康评估进行系统性、全面性的了解与整理。

在探究健康评估定义的过程中，我们将秉持严谨、科学的态度，力求其概念界定既准确无误又全面周到。同时，通过引入实际案例与翔实数据，为健康评估的重要性提供坚实支撑，使其阐述更为生动具体，易于理解。此外，我们还将积极思考并探讨学习健康评估的有效策略与方法，以期提升学习效果，深化对健康评估的掌握与应用。

任务目标

思政目标

在应对健康评估学习领域的各项挑战时，学生需展现出高度的专业素养，充分调用已累积的知识与技能，以高效、精准的手段克服难题。同时，学生应具备自我审视与评估的能力，能够客观、公正地分析自身的学习成效，并据此规划、执行科学合理的学习策略，以期不断精进个人的学习水平。

知识目标

1. 理解健康评估的基础理念及其在实际应用中的重要性。
2. 了解健康评估的有效策略与方法。

技能目标

1. 熟练掌握并灵活运用所学知识。
2. 能够清晰表述健康评估的定义和重要性。

素质目标

1. 在面对复杂问题时能够迅速作出准确判断，提高解决实际问题的能力。
2. 能够在团队中展现出沟通与组织协调能力，以更好地适应未来职业发展的需要。

步骤一　了解健康评估

健康评估是护理程序中不可或缺的一环，其核心在于系统地收集并深入分析相关资料，以实现对疾病或健康状态的准确评价、专业诊断及前瞻性预测。此过程的核心目的在于辨识潜在的健康风险因素，预判疾病的可能演变路径，进而为个体及群体量身打造科学合理的健康状况评估，并据此提出针对性的卫生保健策略。作为护理工作的基石，健康评估为护理人员提供了坚实的依据，使其能够为患者提供全方位、个性化的健康指导与服务。

在执行健康评估时，护理人员需严格遵循既定标准与科学方法，细致梳理患者的病史资料，结合全面的体格检查、精确的实验室检查、详尽的影像学检查及详尽的护理记录，同时紧密配合医生的治疗规划，整合并分析各项信息，以确保评估结果准确无误。健康评估工作因其细致入微且高度复杂的特性，要求护理人员必须掌握并熟练运用科学系统的评估方法，以确保对每位患者都能做出精准无误的健康评估。

健康评估是护理工作中至关重要的环节，贯穿于护理活动的始终。护理人员必须严谨地对患者进行评估，方能揭示患者潜在的问题，并据此为患者提供更优质的服务。健康评估作为一种极为有效的方法，可以帮助护理人员及时掌握患者的健康状况，洞悉疾病进展的趋势，从而采取适时的护理措施。此外，健康评估有助于护理人员判断患者是否需接受相应的治疗，以防止病情失控。

在进行健康评估的过程中，护理人员可运用多种方法对患者进行心理辅导，帮助其认识到疾病对生活的影响及后果。健康评估同样是一种高效的手段，它使护理人员能够识别患者的问题，并提供相应的心理支持与治疗方案。通过健康评估，护士也能更好地理解患者对疾病的担忧与疑虑，从而在提供治疗服务时更加精准有效。

视频课程1

健康评估绪论

试一试：请回顾相关知识点，并简要分析及阐述健康评估的重要性。

步骤二 健康评估的基本概念

健康评估是护理工作中非常重要的一环，它不仅帮助护士了解患者的健康状况，还为制订个性化的护理计划提供了依据。系统评估和局部评估是健康评估的两个重要组成部分，它们共同构成了对患者健康状况的全面了解。

系统评估通过病史采集、体格检查、实验室检查等多个维度来了解患者的健康状况，包括生理、心理和社会支持等方面。这种评估方式有助于护士从宏观上把握患者的整体状况，从而为患者提供更全面的护理。

局部评估则更侧重于对患者特定部位或系统的检查，如心肺功能、肝肾功能等，以便发现和诊断特定的健康问题。这种评估方式有助于护士从微观上了解患者的具体状况，为针对性的治疗和护理提供依据。

在进行健康评估时，护士需要遵循一些基本原则，以确保评估的准确性和有效性。这些原则包括：

（1）客观性　评估应基于客观事实，避免主观臆断。

（2）全面性　收集的信息应全面，涵盖患者的生理、心理和社会状况。

（3）准确性　确保所收集的信息准确无误，避免漏诊和误诊。

（4）细致性　在检查过程中应细致入微，注意观察患者的每一个细节。

（5）沟通　与患者及其家属进行有效沟通，确保他们理解评估的目的和过程。

（6）保密性　保护患者的隐私，不泄露患者的个人信息。

通过这样的评估，护士可以更好地理解患者的需求，为他们提供更加个性化和有效的护理服务。

试一试：请分组进行讨论并深入分析，同时明确阐述健康评估的定义。

步骤三　健康评估的主要内容分析

项目	主要内容	评估途径和方法
基本情况	包括年龄、性别、职业、婚姻状况、家庭及经济状况、既往史及药物过敏史等	问诊 例如，请问您从事的是什么职业？
生活习惯	包括饮食习惯、个人卫生习惯以及睡眠习惯等	
生理状况	包括体重、体温、脉搏和血压的变化情况等	体格检查 例如，体重：可以直接称量
心理状况	包括对疾病的认识程度及接受治疗后的情况	

续表

项目	主要内容	评估途径和方法
社会心理状态	包括对社会交往能力和社会关系的判断，以及对周围人或环境是否适应等	
对治疗和护理的认知	包括对疾病知识的了解程度及配合程度、对自身行为选择的分析判断，以及是否存在负面情绪	
日常生活能力	包括自理能力、职业能力、工作能力和学习能力等	
疾病症状及体征	包括症状及体征出现时间、发病部位、病因及发作频率等	

拓展阅读1

健康评估主要内容

步骤四 健康评估的学习计划设计

健康评估作为护理实践的核心环节，不仅为护理人员提供了精准可信的信息资源，而且为临床医疗工作奠定了坚实的基础。护理人员必须熟练掌握健康评估技能，以满足临床护理工作的需求，确保医疗服务质量，提升人民群众的健康水平。

试一试：尝试制订一份个人课程学习计划。

学习计划设计			
学习任务		学习计划步骤	
学习资源分析		学习时间安排	

续表

<table>
<tr><th colspan="5">学习计划设计</th></tr>
<tr><td rowspan="3">每日目标</td><td></td><td>□是 □否</td><td rowspan="3">未完成原因分析</td><td></td></tr>
<tr><td></td><td>□是 □否</td><td></td></tr>
<tr><td></td><td>□是 □否</td><td></td></tr>
</table>

<table>
<tr><th colspan="4">每日心态管理</th></tr>
<tr><td rowspan="2">1. 连持续数日都无法坚持的人，可被视为轻易放弃者</td><td>□是</td><td rowspan="2">2. 心态决定了一个人所能达到的境界与视野的广度</td><td>□是</td></tr>
<tr><td>□否</td><td>□否</td></tr>
<tr><td rowspan="2">3. 你是否认为今天的自己在各方面的表现都能达到你作为管理者设定的合格标准</td><td>□是</td><td rowspan="2">4. 在某些时刻，所执着追求的事物似乎已失去其意义，然而，正是这样的坚持，才最有意义</td><td>□是</td></tr>
<tr><td>□否</td><td>□否</td></tr>
<tr><td rowspan="2">5. 一个月后你会发现，这一个月的坚持和努力很值得，下个月也更加值得</td><td>□是</td><td rowspan="2">6. 在每个人的内心深处，都潜藏着一种能量。这种能量常被习惯所遮蔽，被时间的推移所模糊，被惰性所侵蚀。请坚定地相信自己，努力成就自我</td><td>□是</td></tr>
<tr><td>□否</td><td>□否</td></tr>
</table>

（撰写：顾丽华）

任务二

OSCE的概述与目标分析

实践任务

在本期实践活动中，我们将对客观结构化临床考试（OSCE）进行深入的阐述和目标分析。在此过程中，我们致力于采用严谨的科学态度和精细的研究方法，确保对OSCE的定义和理解既准确无误，又全面周详。

此外，我们还将探讨如何通过OSCE来评估自身的临床技能和知识应用能力，以及如何通过这一过程来提升自身的综合素质和专业能力。通过这样的分析和讨论，我们期望帮助大家全面理解OSCE的意义与价值，从而在未来的医学实践中，能够更好地运用OSCE的成果，提升医疗服务质量。

任务目标

思政目标

在应对OSCE的挑战时，学生应展现出较好的专业素养，充分运用所积累的知识和技能，高效而精确地解决难题。同时，学生应具备自我反思与评价的能力，能够客观和公正地分析自身的学习成果和效率，据此制定并执行科学合理的学习策略，以期不断提升个人的知识水平。在面对临床实践中的伦理道德问题时，能够展现出坚定的价值观和责任感。在团队协作中展现出良好的沟通能力和领导力。

知识目标

1. 掌握OSCE所涉及的医学理论知识，包括但不限于基础医学、临床医学、预防医学等领域的核心概念和原则。

2. 了解并能够掌握与OSCE相关的临床操作技能和诊疗流程。

技能目标

1. 能够熟练地进行临床技能操作，如体格检查、基本生命支持、临床决策等。
2. 具备在模拟临床情境中进行有效沟通和健康教育的能力。

素质目标

1. 具备面对临床挑战时的应变能力和解决问题的创新思维。
2. 具备自我反思和持续学习的素质，以适应医学知识的快速更新和医疗技术的不断进步。

步骤一 了解OSCE

客观结构化临床考试（OSCE）是一种模拟临床场景的考核方式，它通过一系列预设的考站来测试医学生的临床能力。OSCE的概念最早由英国邓迪大学的R. M. Harden教授于1975年提出。这种考核方式不仅评估学生的临床知识和技能，还评价他们的态度和职业行为，是一种全面、客观的临床能力考核模式。

OSCE的考站数量从最初的几个发展到现在的12～16个，每个考站涉及不同的考核内容，如病史采集、体格检查、技能操作、医患沟通、检查结果判读和临床思维等。这种多站式考核能够全面评价学生的临床能力，减少传统考试的偶然性和变异性，降低主观性，增强客观性。

OSCE的实施需要精心地准备和安排，包括师资培训、案例设计、核查表制作、标准化病人（SP）的招募和培训、考官选择和培训、站点布置等。每个考站通常持续5～15min，考生需要在规定时间内完成指定的临床任务，并接受考官的评分。

OSCE模式的优势在于其能够紧密结合临床实际病案，模拟真实临床情境，全面考察护士的专业知识、技术水平以及综合能力。它不仅考核护士的操作技能，还考核其临床思维和应急能力，弥补了传统考核模式的不足。

随着护理教育改革的不断深入，OSCE作为一种先进的评估手段和考核方法，被越来越多地应用到护理教学中。它有助于提高学生的综合素质和能力，培养学生在护理专业领域中从事临床工作所需要的综合素质和能力。目前，国内护理本科院校对OSCE还处于初步探索阶段，但随着实践的积累和经验的总结，OSCE模式有望在未来得到更广泛的应用和发展。

步骤二 了解OSCE模式的基本框架

OSCE模式遵循以学生为中心的原则，并将护理过程分为四个关键阶段，每个阶段都有其特定的目标和活动。以下是四个阶段的概述。

1. 学习阶段

（1）学生通过系统的课程学习掌握理论知识。

（2）学习内容包括基础知识、基本技能和综合能力。

（3）基础知识涉及护理相关的理论、操作技能、药物知识等。

（4）基本技能包括临床观察、沟通、人际交往和决策能力。

（5）综合能力涉及实践能力、问题分析和解决能力、创新精神等。

（6）学生通过学习，为解决临床护理问题打下坚实的基础。

2. 实践阶段

（1）学生在医院见习、实习或在临床带教老师指导下进行临床护理实践。

（2）实践包括病史采集、体格检查、技能操作、医患沟通等。

（3）学生将理论知识应用于实际临床情境中，提升实践能力。

3. 准备阶段

（1）学生在进入实践阶段前，需要通过考核以确保掌握了必要的基础知识和技能。

（2）准备内容包括了解患者信息、学习急救技能、沟通技巧、健康教育知识等。

（3）准备阶段确保学生在进入临床实践前具备必要的准备。

4. 结束阶段

（1）学生完成实践后，通过考核评价系统对所学知识和技能进行评价。

（2）评价包括总结经验教训、评估是否达到护理目标、提出改进建议等。

（3）学生根据患者实际情况制订并实施护理计划，最后提交总结报告。

OSCE强调临床护理实践能力，同时也不忽视理论知识的重要性。它通过模拟真实的临床环境，让学生在实际操作中展示他们的临床技能和决策能力。这种考核方式有助于学生将理论知识与临床实践相结合，提高他们的临床思维和沟通能力。

总的来说，OSCE是一种有效的教育和评估工具，它有助于培养具有良好职业道德和专业能力的高素质护理人才。通过这种考核，学生能够在实际临床环境中提高自己的护理技能，为未来的职业生涯做好准备。

步骤三 了解OSCE的主要目的

OSCE的目的是多方面的，它不仅帮助学生评估自己的能力，还促进了他们在护理专业领域中的成长和发展。以下是OSCE的几个关键目的。

1. 自我评估与持续学习

（1）OSCE提供了一个平台，让学生能够客观地评估自己的能力和技能。

（2）通过这种评估，学生可以识别自己的强项和弱点，从而有针对性地进行学习和改进。

（3）这种自我评估的过程有助于学生制订个人的学习和发展计划，以适应未来的职业需求。

2. 识别并改进不足

（1）OSCE通过模拟临床环境，让学生在实际操作中展示他们的技能和知识。

（2）这种实践性的考核有助于发现学生在临床护理中可能忽视的问题，如沟通技巧、临床判断和操作技能等。

（3）学生可以根据OSCE的反馈，针对性地改进这些不足之处，提高自己的专业能力。

3. 培养临床思维能力

（1）OSCE强调以患者为中心的护理模式，要求学生在评估和护理患者时运用临床思维。

（2）这种考核方式鼓励学生在临床实践中运用批判性思维，提高解决问题的能力。

（3）通过OSCE，可以学习如何在实际临床情境中做出合理的护理决策。

4. 全面评估知识、技能和态度

（1）OSCE涵盖了从基础护理到专科护理的多个方面，全面评估学生的知识、技能和态度。

（2）这种全面的评估有助于学生了解自己在不同护理领域的表现，以及如何平衡理论知识和实践技能。

（3）学生可以通过OSCE发现自己在哪些领域需要进一步的学习和发展。

5. 促进理论知识与实践技能的整合

（1）OSCE要求学生将理论知识应用于实际的临床情境中，这有助于他们更好地理解和记忆这些知识。

（2）通过OSCE，学生可以学习如何将理论知识转化为实际的护理技能，提高护理质量。

6. 提高护理专业素质

（1）OSCE不仅关注学生的技能和知识，还关注他们的态度和职业道德。

（2）这种考核方式有助于培养学生的专业态度，如同情心、责任感和尊重患者的权利。

总的来说，OSCE是一种有效的教育工具，它通过模拟临床实践，帮助学生全面了解自己的能力，发现并改进不足，培养临床思维能力，以及提高护理专业素质。这种考核方式对于培养高素质的护理人才具有重要意义。

步骤四 OSCE与传统理论考试的区别

OSCE与传统理论考试在多个方面存在显著差异，这些差异体现了OSCE在护理教育中的先进性和实用性。以下是OSCE的主要优势。

1. 灵活性和可操作性

（1）OSCE标准可以根据学生的具体情况进行调整，以适应不同学生的需求和能力水平。

（2）这种灵活性使得OSCE更加公平，能够更准确地反映学生的实际临床能力。

（3）OSCE的可操作性体现在其具体的考核内容和流程上，使得考核过程更加规范和易于实施。

2. 提高分析和解决问题的能力

（1）OSCE通过模拟真实的临床情境，要求学生运用所学知识进行病史采集、体格检查和病情评估，从而提高他们的临床判断和决策能力。

（2）学生在OSCE中需要面对各种临床问题，这有助于他们学会如何分析问题、制订解决方案，并实施护理措施。

3. 知识与技能的实践转化

（1）OSCE强调将理论知识和技能应用于临床实践，使学生能够在实际操作中提高自己的技能。

（2）通过OSCE，学生可以将抽象的医学知识转化为具体的临床技能，如无菌操作、静脉输液等。

（3）这种实践能力的提高有助于学生在未来的护理工作中更加自信和高效。

4. 培养职业素养和人文素养

（1）OSCE不仅关注学生的临床技能，还注重培养他们的职业素养，如沟通能力、同情心和责任感。

（2）在OSCE中，学生需要与标准化病人进行互动，这有助于他们理解患者的需求和感受，提高他们的人文素养。

（3）通过OSCE，学生可以学会如何在尊重患者权利和需求的基础上提供护理服务。

5. 形成正确的价值观

（1）OSCE通过模拟临床情境，使学生在实践中形成正确的护理价值观和职业道德。

（2）学生在OSCE中需要做出临床决策，这有助于他们理解护理工作的重要性和责任。

（3）OSCE还可以通过病例讨论和自我总结等环节，促进学生的自我反思和价值观的形成。

总的来说，OSCE是一种全面、客观和科学的评估方式，它不仅能够提高学生的临床技能，还能够培养他们的职业素养和人文素养。通过OSCE，学生能够在实践中不断提高自己的综合素质和能力，为未来的护理工作打下坚实的基础。

步骤五　学习挑战分析

OSCE确实为学生带来了一系列挑战，这些挑战不仅涉及专业知识和技能的掌握，还包括沟通、团队合作、创新思维等多方面的能力。以下是OSCE对学生的一些主要挑战分析，OSCE通过这些挑战，促进学生在临床实践中发展必要的技能和能力，为他们未来的职业生涯做好准备。同时，这种考核方式也鼓励学生采取主动学习的态度，培养他们成为能够独立思考和解决问题的护理专业人员。

试一试：面对学习上的挑战，您将采取何种解决策略？

主要挑战	内容解读	解决策略
临床思维能力的挑战	① 需要运用临床思维能力来分析病例，做出准确的诊断和护理决策 ② 不仅要掌握理论知识，还要能够将这些知识应用于实际的临床情境中	
沟通技能的挑战	① OSCE中的医患沟通环节要求学生能够有效地与患者和家属沟通，这包括倾听、解释、教育和情感支持 ② 学生必须学会如何清晰、同情地传达信息，并处理患者的情绪反应	
换位思考能力的挑战	学生需要从患者的角度出发，理解他们的需求和感受，这有助于提供更加个性化和人性化的护理	
团队协作的挑战	在考核中，可能需要与其他学生或模拟的医疗团队成员合作，这要求学生具备良好的团队合作精神和协调能力	
科研创新能力的挑战	需要运用创新思维来解决临床问题，这可能涉及对现有知识的批判性分析和新方法的探索	
时间管理和压力应对的挑战	OSCE通常有时间限制，学生需要在有限的时间内完成各项任务，这要求他们能够有效地管理时间和应对压力	
自我评估和自我改进的挑战	学生需要对自己的表现进行评估，并根据反馈进行自我改进，这有助于他们持续提升自己的专业能力	
适应性和灵活性的挑战	OSCE的内容和形式可能多样化，需要能够迅速适应不同的考核情境和要求	
伦理和法律知识的挑战	在护理实践中，需要遵守伦理和法律标准，这要求他们对相关的伦理和法律问题有深入的理解和应用能力	
持续学习和专业发展的挑战	医疗领域不断进步，学生需要具备持续学习的能力和意愿，以跟上最新的护理知识和技术	

注：如有需要，请自行增补。

（撰写：顾丽华）

项目二

病史采集和分析

任务一　问诊技巧的复习与实践

任务二　发热与疼痛

任务三　呼吸困难与咳嗽、咳痰

任务四　恶心、呕吐与腹泻

任务五　黄疸与抑郁

任务一

问诊技巧的复习与实践

实践任务

在本期实践活动中，我们将对问诊技巧进行深入的复习与实际操作。通过这一过程以回顾和巩固问诊的基本步骤和技巧。同时，在模拟或实际的临床环境中进行应用，以提高自己的临床沟通能力和诊断准确性。我们将通过角色扮演、案例分析和小组讨论等多种形式，在实践中不断进步，从而更好地掌握问诊的精髓。

任务目标

思政目标

通过本期实践活动，学生能深刻理解医学人文精神的重要性，培养对患者的同情心和责任感，以及在医疗过程中坚持公平、公正、尊重患者隐私的职业道德，同时能认识到，医学不仅是科学，更关乎人性与关怀，需要我们以人文关怀为出发点，为患者提供全面、细致的医疗服务。

知识目标

1. 需要掌握问诊的基本理论知识，包括问诊的步骤、内容和技巧，了解如何通过问诊获取病史信息，以及如何根据病史信息进行初步的诊断分析。

2. 熟悉问诊过程中可能遇到的各种特殊情况和应对策略，以便在实际操作中能够灵活应对。

技能目标

1. 通过模拟问诊和实际病例的分析，学生能够熟练运用问诊技巧，提高与患者沟通的能力，能够准确、全面地收集病史信息，并能够根据病史信息进行初步的诊断和鉴别诊断。

2. 掌握如何在问诊过程中运用非语言沟通技巧，如肢体语言和面部表情，以增强与患者的互动和信任。

素质目标

1. 通过本次实践活动，提升职业素养，包括耐心倾听、细致观察、准确记录和科学分析的能力。

2. 培养团队合作精神和自我反思的习惯，能够在未来的工作中更好地服务于患者，提高医疗质量和患者满意度。

步骤一 掌握有效沟通的问诊方法

在进行病史采集和分析的过程中，对问诊技巧的复习显得尤为重要。为了确保问诊的有效性，掌握一些关键的问诊方法是至关重要的。以下是一些有效的问诊技巧，它们可以帮助护士更好地了解患者的病情，从而做出更准确的诊断和治疗决策。

视频课程2

健康评估问诊

1. 开放式提问

开放式提问是一种极为有效的诊断技巧，它能够促使患者详细阐述自身的症状、感受以及生活习惯。例如，在接诊一位疑似患有心脏病的患者时，护士小张运用了开放式提问的方法："李先生，您近期是否感受到心脏有不适之处？例如，胸闷、胸痛或心跳不规律？"此类提问方式规避了封闭式问题（如"您胸痛吗？"）可能带来的信息限制，使患者得以更全面地表述自身的症状体验，从而为护士提供更准确的诊断依据。通过开放式提问，护士能够掌握更多关于患者病情的细节，有助于更全面地评估患者的健康状况。

试一试：若你担任急诊护士，面对就诊的急症患者，你应如何开展病史询问？

1. 你头痛吗？
改：
2. 你拉肚子吗？
改：

2. 倾听与反馈

在诊疗过程中，专注地聆听患者叙述并适时作出回应，是构建信任与理解的核心。张先生在聆听李先生关于胸痛的描述时，观察到对方表情痛苦，随即提供了积极的非言语反馈，例如，轻柔点头并询问："您的胸痛似乎非常难以忍受，您能说说胸痛是什么时候开始的吗？当时情况怎么样？"此类反馈不仅使患者感受到被尊重和关怀，还促进了信息的深入交流，有助于医护人员更精确地掌握病情。倾听并不是被动地接受信息，而是通过肢体语言、面部表情和言语表达，向患者传递护理人员的关怀与支持，从而促使患者更愿意分享其病情细节。

3. 非语言沟通

在护理实践中，非语言沟通发挥着至关重要的作用，它能够传递关怀、理解与支持，对于构建和谐的护患关系至关重要。以下为非语言沟通的关键要素及其在护理实践中的应用：①护理人员的身体姿态、手势和动作等肢体语言，能够表达对患者的关怀与尊重。例如，采取开放的姿态、避免交叉双臂，可以传递出愿意倾听与支持的意愿。②面部表情是情感传递的重要途径，如微笑可表达友好与温暖，而皱眉则可能表达担忧或同情。护理人员应保持自然和积极的面部表情，以营造一个舒适和安心的氛围。③眼神交流是建立信任和表达关注的关键手段，恰当而持续的眼神接触能让患者感受到被重视和理解。④语调、音量和节奏的运用能够传达情感和态度，使用温和、安抚的语调和适中的音量，有助于患者放松。⑤保持适当的身体距离，既不过于接近也不过于疏远，可使患者感到舒适。尊重患者的个人空间，避免造成侵犯感。⑥在适当的情况下，适度的身体接触，如轻拍肩膀，可以提供安慰和支持。触觉的运用需极为谨慎，必须基于患者的舒适度和文化背景。⑦沟通环境也会影响非语言沟通的效果，如安静、整洁的环境能促进沟通。投入足够的时间与患者沟通，表明护理人员愿意投入精力来理解和帮助他们。⑧护理人员的情绪表达应与患者的情绪状态相协调，以建立共鸣和理解。

在实际操作中，护理人员应充分认识到非语言沟通的重要性，并在与患者的互动中积极运用这些技巧。例如，小张在与李先生交流时，通过保持眼神接触、使用温和的语气和适当的语速，以及恰当的肢体语言，成功地营造了一个安全、无评判的环境。这些非语言沟通技巧不仅有助于缓解患者的紧张情绪，还能促使患者更加放松地分享自己的病情，从而加强护患之间的信任和合作关系。

4. 尊重与同理心

尊重患者的文化背景、信仰及隐私，展现同理心，是建立良好医患关系的基础。护理人员应理解患者的情绪状态，为其提供一个无偏见、无评判的环境。例如，在面对老年慢性病患者时，赵护士不仅给予专业的建议和指导，还主动关心患者的生活起居和心理健康状况，这种尊重与同理心的表现增强了患者的信任感和治疗配合度。通过尊重患者的个人背景和隐私，护理人员可以更好地理解患者的需求和感受，从而提供更加个性化的护理服务。同理心的展现不仅有助于建立医患之间的信任关系，还能促进患者的积极参与和配合治疗。

试一试：请以小组形式共同探讨案例。

案例讨论
小王是内科的年轻护士，平时工作主动积极且效率高，很受护士长的器重。这天早晨，小王刚上班，电话铃就响了，为了抓紧时间，她边接电话，边整理有关文件。这时，有位住院患者老李来找护士。他看见小王正忙着，就站在桌前等着，只见小王一个电话接着一个电话。最后，终于等到可以与小王说话了，小王却头也不抬地问他有什么事，并且一脸严肃。然而，当老李正要说话时，小王又突然想到什么事，与刚到的同事小张交代着事情。这时的老李已是忍无可忍了，他发怒道："难道你们这些护士就是这样对待病人的吗？"说完，他愤然离去……
请以小组为单位，进行讨论 问题一：这一案例的问题主要出在谁身上？为什么？
问题二：如何改进其非语言沟通技巧？
问题三：假如你是护士，你会怎么做？

步骤二　掌握准确获取病史的技巧

获取病史是护理和医疗过程中的一个关键步骤，它为诊断和治疗提供了基础信息。以下是一些有效的技巧，可以帮助护士更准确地获取病史。

1. 建立良好的第一印象

护士应该以专业、友好的态度与患者见面，建立信任关系，使患者感到舒适和放松。

2. 掌握问诊方法

为了确保病史的完整性和准确性，护士需要按照既定的问诊顺序进行系统询问。这包括从一般信息开始，逐步深入到主诉、现病史、既往史、家族史等多个方面。这种系统性的问诊方式能够有效避免遗漏重要的信息。例如，在为一位糖尿病患者王女士采集病史时，可以首先详细询问她的一般信息，包括姓名、年龄、职业等，然后逐步深入到现病史，了解她目前的症状、发病时间、症状变化等细节。其次，可以继续询问既往史，了解她过去是否有其他疾病或手术史。接着，可以询问家族史，了解她家族中是否有类似疾病的情况。通过这种系统性的问诊方式，护士确保了病史的完整性和准确性。开放式问题鼓励患者详细描述他们的症状、感受和经历，而不是简单地回答“是”或“否”。

3. 避免引导性问题

尽量避免使用可能影响患者回答的引导性问题，这样可以减少误诊的风险。在问诊过程中，患者有时会提供一些模糊或可疑的信息。这时，护士需要使用提问进行深入探讨，以获取更准确的信息。例如，护士在与王女士的交流中注意到她提到血糖控制不佳的情况。为了进一步了解具体情况，护士可以追问：“您能回忆一下最近一次测量血糖是什么时候？当时的结果是多少呢？”通过这种有针对性的问题，护士能够更准确地了解王女士的血糖控制情况，从而为后续的治疗提供更可靠的信息支持。

4. 耐心倾听、关注细节

护士应该耐心倾听患者的叙述，不打断，不急于下结论，确保患者感到被尊重和理解。同时，在获取病史的过程中，护士需要特别关注患者提供的每一个细节。这些细节往往能够揭示疾病的本质和患者的实际情况。例如，在询问一位高血压患者的病史时，护士不仅要了解患者的血压数值，还要关注患者的生活习惯、饮食结构、情绪变化等。通过这些细节，护士可以更全面地评估患者的病情，制订更为个性化的治疗方案。

5. 澄清和确认

对于患者提供的信息，护士应该适时进行澄清和确认，以确保信息的准确性。

6. 非语言沟通

通过肢体语言和面部表情传达关心和理解，鼓励患者开放和诚实地分享信息。

7. 记录关键信息

在问诊过程中，护士应该记录关键信息，包括症状的起始时间、持续时间、严重程度、相关因素等。

8. 考虑文化差异

护士应该意识到不同文化背景的患者可能有不同的表达方式和健康观念，需要相应地调整沟通方式。

9. 隐私和保密

确保问诊过程的隐私，让患者知道他们的信息是保密的，这有助于患者更开放地分享信息。

10. 适时反馈

在问诊结束时，护士可以总结患者提供的信息，并提供一些初步的反馈或解释，这有助于确认信息的准确性，并增强患者的信任。

通过运用这些技巧，护士可以更有效地与患者沟通，获取更准确和全面的病史信息，为患者提供更优质的护理服务。

练一练：由2～3名学生组成小组，开展情境模拟练习。

【病人资料】 张骏，男性，50岁，教师。 主诉：头痛、头昏、呕吐、烦躁、四肢麻木、语言不清、跛行2h。 2h前，病人在驾驶电动自行车时突然感到头昏、头痛、四肢麻木，遂前来医院内科门诊检查，自述语言不清，测血压为（160/120 mmHg），为进一步诊治，收治入院，入院时走路跛行，需搀扶进病房。 近2日感恶心、头晕、失眠、乏力，小、大便尚正常。走路跛行。 有高血压史8年，无遗传性及感染性疾病史，子女均健康。 生活习惯与自理程度：有烟酒史 20余年，生活能自理。 心理社会评估：病人对血压增高缺乏应有的认识，一直未进行过治疗。 身体评估：体温（T）36.8℃，脉搏（P）76次/min，呼吸频率（R）20次/min，血压（Bp）（160/120mm Hg），全身皮肤无皮疹，出血点。鼻及外耳道未见异常，咽部无肿大，无性分泌物。未触及甲状腺及肿大淋巴结，气管居中。胸廓平坦，两肺呼吸音平稳，心脏不扩大，未闻及其他病理性杂音。腹平软，腹水征阴性，肝、脾未触及，全腹无压痛，无包块。测：左侧肌力4级，右侧肌力1级。余无异常发现。
实践过程中遇到了什么问题，为什么？

步骤三　探索建立良好医患关系的方式

构建一个和谐且有效的医患关系是提供高质量医疗服务的核心。

想一想：为了达成此目标，你能否提出一些有效的策略？

拓展阅读2

探索建立良好医患关系的方式

（撰写：曹雪楠、刘波）

任务二

发热与疼痛

实践任务

在本期实践任务中，我们需要深入研究和分析与发热和疼痛相关的临床案例。首先，将对发热病人的常见症状进行全面的了解和整理，包括发热的类型、程度、持续时间等，以及发热可能伴随的其他症状。接着，将探索疼痛患者的诊断思路，这包括了解疼痛的部位、性质、程度和发作规律，以及了解这些信息如何帮助医护人员确定疼痛的原因和性质。在此基础上，还将尝试制订针对性的护理方案，包括药物治疗、物理治疗、心理治疗等。

任务目标

思政目标

培养学生的社会责任感和职业道德，在面对发热和疼痛这两种常见的健康问题时，不仅能够运用所学的知识和技能进行有效的处理，还能够以患者为中心，充分考虑到患者的身体和心理需求，提供全面、人性化的医疗服务。

知识目标

1. 了解发热与疼痛的基本概念及临床表现。
2. 掌握发热与疼痛的病因及发病机制。
3. 学习发热与疼痛的诊断和鉴别诊断方法。

技能目标

1. 能够运用所学知识对发热与疼痛患者进行病史采集和病情评估。
2. 能够针对发热与疼痛患者制订合理的护理方案。
3. 能够主动搜索和学习针对发热与疼痛患者的护理措施及康复训练方法。

素质目标

1. 培养临床思维能力，提高解决实际问题的能力。
2. 增强团队协作精神，提高沟通与组织协调能力。

步骤一 案例导入

患者，李梅，女，42岁。

【主诉】因“反复发热伴右上腹痛6个月余”于2024年8月12日入院。

【病史】患者于2024年2月初开始无明显诱因出现反复寒战、发热，体温升高2h后即大汗淋漓，随后高热自行消退，发热时无明显恶心、呕吐、气急、皮疹及关节肿痛，患者未予重视。随后患者症状无规律反复发作，伴右上腹隐痛不适，纳差，体温最高可达39.6℃，遂就诊于当地诊所，予青霉素抗感染治疗，热度可退，但症状时有反复。2024年6月底开始静脉滴注青霉素治疗，体温下降不明显。遂于7月底至某三甲医院就诊。

查血培养提示葡萄球菌、甲氧西林耐药葡萄球菌，中段尿培养示变异链球菌（+）。予利奈唑胺600mg，2次/d，抗感染5d，体温又有反复，更换左氧氟沙星抗感染治疗仍无明显改善。辗转多家医院治疗，遂入我院，门诊予以尼美舒利100mg/d，2次/d，用药2d、胸腺肽治疗，症状稍缓解，为进一步治疗，门诊以“发热原因待查”收入住院。患者自发病以来睡眠差，纳差，精神软，大小便正常，体重减轻3kg。

【入院体格检查】体温36.2℃，神清，精神差，颈部及腹部可触及多个肿大的浅表淋巴结，如米粒大小，质稍硬，无压痛。胸骨无压痛，双肺呼吸音清，未闻及干湿啰音，心律96次/min，律齐，各瓣膜区未闻及病理性杂音。全腹软，右上腹轻压痛，无反跳痛，肝脏肋下约3cm，质软，肋下2cm，质稍硬，Murphy征阴性，移动性浊音阴性。肾区无叩痛，关节无红肿，双下肢凹陷性水肿，肌力及肌张力正常。

【辅助检查】血常规检查：白细胞计数（WBC）5.30×10^9/L，中性粒细胞比例83%，血红蛋白（Hb）103g/L，血小板计数（PLT）70×10^9/L。尿常规、粪便常规正常。肝功能：总胆红素（TB）18.6μmol/L，直接胆红素（DB）10.8μmol/L，清蛋白（ALB）29g/L，球蛋白（GLB）33g/L，碱性磷酸酶（ALP）200U/L。红细胞沉降率（ESR）23mm/h，C-反应蛋白（CRP）104mg/L。免疫球蛋白及补体：补体$C_3$0.211g/L，余项正常。类风湿因子、抗“O”、自身抗体、血清肿瘤标志物等阴性。肾功能及电解质正常。

心电图、心脏彩超、X线胸片及腹部平片未见明显异常。B超显示肝肿大，脂肪肝，脾肿大，左肾形态增大，双侧颈部、双腹股沟多发淋巴结可能，盆腔积液。上腹部CT平扫加增强：两侧胸腔少量积液，两下肺炎，肝脏、脾脏肿大，符合脂肪肝改变，右肾囊肿。

思考与讨论

- 如何准确评估患者的发热程度？
- 发热的不同阶段（低热、中度发热、高热、超高热）对患者的影响有何不同？
- 如何区分生理性发热和病理性发热？
- 如何准确评估患者的疼痛程度？
- 疼痛评估中应考虑哪些因素，如疼痛的性质、部位、持续时间等？
- 如何识别和评估患者的疼痛诱因和影响因素？

步骤二 知识点回顾

1. 发热

发热是指人体内部温度的异常升高，通常通过测量口腔温度、腋下温度和肛门温度来评估。

视频课程3

发热的临床表现

拓展阅读3

发热

练一练：请绘制稽留热、弛张热、间歇热、不规则热的图形。

体 温 单

姓名　　　　　　年龄　　　　性别　　　　床号　　　　住院病案号

日期																																										
住院日数																																										
手术后日数																																										
时间	2	6	10	14	18	22	2	6	10	14	18	22	2	6	10	14	18	22	2	6	10	14	18	22	2	6	10	14	18	22	2	6	10	14	18	22	2	6	10	14	18	22
180 42℃																																										
160 41℃																																										
140 40℃																																										
120 39℃																																										
100 38℃																																										
80 37℃																																										
60 36℃																																										
40 35℃																																										
呼吸/（次/min）																																										
大便/次																																										
入量/mL																																										
尿量/mL																																										
血压/mmHg																																										
体重/kg																																										
药物过敏																																										

2. 疼痛

疼痛是一种令人不适的感觉，它可能源自组织损伤或疾病，涉及生理和心理两个层面的因素。

视频课程4

疼痛评估

拓展阅读4

疼痛

步骤三 此案例病人症状分析与问诊要点

项目	结合本案例分析	问诊要点
发热的成因		
发热的临床表现		
疼痛的成因		
疼痛的临床表现		

步骤四　问诊步骤设计与话术设计

项目：发热与疼痛				
打开话题（包括自我介绍）				
护理病史	现病史	1.	起病的情况与患病时间	
		2.	主要症状特点	
		3.	伴随症状	
		4.	病情的发展演变	
		5.	诊治经过	
		6.	病程中的一般情况	
	既往史	1.	住院史	
		2.	手术史	
		3.	外伤史	
		4.	疾病史	
	个人史	1.	月经史（女性）、生育史、婚姻史等	
		2.	过敏史	
	家族史	1.	高血压	
		2.	糖尿病	
		3.	肿瘤等	
	日常生活	1.	饮食：有无偏食与嗜好	
		2.	休息与睡眠	
		3.	排泄：大小便情况	
		4.	自我情况与保健措施	
		5.	嗜好：烟酒	
	心理和社会状况	1.	精神状态	
		2.	对疾病的认识	
		3.	心理：这次患病有无担心及害怕	
		4.	性格及社交能力	
		5.	家庭关系	
		6.	经济状况	
护理诊断				
护理目标				
护理措施				
要求：症状及发病经过评估完整；问诊思路清晰，语言通俗易懂；体检顺序正确、完整；体检手法正确；沟通流畅				

步骤五 实践前自我分析

在对所学知识进行了全面的复习，确保了对关键概念的深刻理解之后；在通过反复练习，熟练掌握了必要的操作技能，并且能够灵活运用之后；在对一系列相关案例进行了细致的分析与深入的讨论，从而对理论与实践之间的联系有了更加清晰的认识之后；在开始情境实践之前，建议你进行一次全面的自我分析。这次自我分析应当涵盖你对所学知识的掌握程度、操作技能的熟练度以及对案例分析的深度理解。通过这样的自我审视，你可以更好地定位自己的优势与不足，为即将开始的情境实践做好充分的准备，确保在实际操作中能够发挥出最佳水平。

目标	具体内容	达成情况
思政目标	设计过程中，我是否以患者为中心	
	设计过程中，我是否考虑了患者的身体和心理需求	
	设计过程中，我是否考虑了为病人提供怎样的全面、人性化的医疗服务	
知识目标	设计过程中，我是否已经全面掌握了发热与疼痛的基本概念及其临床表现特征	
	设计过程中，我是否已经掌握了发热与疼痛的病因及发病机制	
	设计过程中，我是否已经清楚发热与疼痛的诊断和鉴别诊断方法	
	设计过程中，我是否已经掌握了问诊的要点，并且思考了合适的话术和问诊技巧	
技能目标	我觉得我能够运用所学知识对发热与疼痛患者进行病史采集和病情评估	
	我觉得我能够针对发热与疼痛患者制订合理的护理方案	
	我觉得我能够主动搜索和学习针对发热与疼痛患者的护理措施及康复训练方法	
素质目标	设计过程中，遇到困难后，我会积极思考，并尝试通过网络、课本等资源解决问题	
	设计过程中，我会主动和同学、老师进行有效沟通	
	设计过程中，我会主动为他人提供帮助，共同成长	

步骤六　问诊实施（情境模拟）

根据课堂实际安排进行情境模拟实践。

考核项目	评分标准	最大分值	实际得分
收集病史	1. 打招呼、微笑、自我介绍	4	
	2. 病史采集过程组织合理，没有突然跳转话题	5	
	3. 问诊清晰明确，容易回答	5	
	4. 合理使用开放性和封闭性问题	4	
	5. 无诱导性提问、诘难性提问及连续性提问	5	
	6. 引证核实病人提供的信息，确认所采集的病史	5	
	7. 问诊过程中有小结	5	
沟通交流	1. 注意聆听，不要轻易打断病人的讲话	5	
	2. 避免使用复杂难懂的医学术语	5	
	3. 适当停顿，给患者思考或提问的时间	5	
	4. 不出现难堪的停顿	5	
	5. 按问诊逻辑顺序系统提问	5	
	6. 问诊中有过渡语言和结束语	5	
	7. 适当的非语言技巧（目光交流、肢体语言等）	5	
	8. 问诊过程中，注意手部卫生，未碰触自身头部和制服等	5	
人文素质	1. 仪表、仪容、职业着装	4	
	2. 走姿、站姿等举止得体	4	
	3. 友好的眼神，大方的肢体语言	4	
人文关怀	1. 尊重病人、保护隐私、同情和安慰	5	
	2. 恰当回应，给予病人赞扬性肯定或鼓励	5	
	3. 有同情心、同理心，使患者感到温暖	5	
合计		100	
教师意见：			

步骤七 自我反思

在完成情境模拟实践后，你需要完成一份反思报告（页数不够，可自行加页）。

反思报告内容应该包括，但不限于以下内容：

- 描述在刚才的实践过程中的某一印象深刻的事件，发生了什么？
- 这一事件发生的时候，你是什么感受？什么心情？怎么想的？
- 这一事件发生的时候，你采取了什么应对行动？
- 在这整个实践过程中，你认为做得好的方面有哪些？好的体验有哪些？
- 在这整个实践过程中，不足的方面有哪些？不好的体验有哪些？出现了什么问题/困难？
- 尝试分析为什么会出现这种好的体验或者问题/困难。
- 如果类似的事情再发生一次，你将会有哪些不同的做法？
- 你将采取哪些措施去改进和提升？去克服困难和解决问题？

情境模拟实践反思报告

签名：　　　　　　日期：

（撰写：顾丽华）

思维导图1

发热与疼痛

任务三

呼吸困难与咳嗽、咳痰

实践任务

本期实践任务中，我们需要深入研究和分析与呼吸困难和咳嗽、咳痰相关的临床案例。首先，分析呼吸困难的潜在原因并且进行全面的了解和整理，包括呼吸困难的特点、严重程度、对日常生活的影响以及伴随症状。接着，评估咳嗽、咳痰的临床表现。在此基础上，掌握相关症状的处理原则，包括药物治疗、物理治疗、心理治疗等。

任务目标

思政目标

培养学生的社会责任感和职业道德，在面对呼吸困难与咳嗽、咳痰等常见的健康问题时，不仅能够运用所学的知识和技能进行有效的处理，还能够以患者为中心，充分考虑到患者的身体和心理需求，提供全面、人性化的医疗服务。

知识目标

1. 了解呼吸困难与咳嗽、咳痰的基本概念及治疗原则。
2. 掌握呼吸困难与咳嗽、咳痰的病因及临床表现。
3. 学习呼吸困难与咳嗽、咳痰的诊断和鉴别诊断方法。

技能目标

1. 能够运用所学知识对呼吸困难与咳嗽、咳痰患者进行病史采集和病情评估。
2. 能够掌握呼吸困难与咳嗽、咳痰患者相关症状的处理原则。

3. 能够主动搜索和学习呼吸困难与咳嗽、咳痰的护理措施及康复训练方法。

素质目标

1. 培养临床思维能力，提高解决实际问题的能力。
2. 增强团队协作精神，提高沟通与组织协调能力。

步骤一 案例导入

患者，女，50岁。

【主诉】因“咳嗽、咳痰10余年，伴喘息、气急3年，加重4天”，于2024年3月20日入院。

【病史】患者慢性咳嗽、咳痰10余年，近3年来渐感呼吸急促、胸闷，活动时尤甚。4天前因受凉后咳嗽、咳痰加重，咳大量黄色黏稠痰液，咳痰不畅时，出现明显胸闷气急，不能入睡，食欲明显下降。

【入院体格检查】T：39℃；P：106次/min；R：26次/min，呼气时间延长伴哮鸣音；BP：120/80mmHg。发育正常，营养中等，神志清，取半卧位，体检合作。全身皮肤黏膜未见黄染、皮疹、出血点，浅表淋巴结未触及肿大。头颅无畸形。眼睑无浮肿，球结膜轻度水肿，巩膜无黄染，两侧瞳孔等大等圆，对光反射灵敏。耳无畸形，无脓性分泌物。鼻无畸形，通气良好。口唇发绀，口腔黏膜无溃疡，咽不充血，扁桃体不肿大。颈部对称，颈软，颈静脉无怒张，肝颈静脉回流征阴性。气管居中，甲状腺不肿大。桶状胸，双侧肋间隙增宽，两侧呼吸运动对称、减弱，节律规则。两侧语颤对称、减弱，未触及胸膜摩擦感、皮下捻发感。两肺叩诊呈过清音。两肺呼吸音减弱，呼气音延长，两肺上部可闻及干啰音，两肺底可闻及细湿啰音。心前区无隆起，心尖搏动于正常范围内，未触及震颤，心浊音界叩诊不清。心率106次/min，律欠齐，可闻及早搏，心音遥远，各瓣膜区未闻及病理性杂音。腹部平坦，腹软，无压痛、反跳痛，肝脾肋下未触及，肝上界在右锁骨中线上第六肋间，肝肾区无叩击痛，移动性浊音阴性，肠鸣音5次/min。脊柱及四肢无畸形、活动正常，关节无红肿、压痛，双下肢无水肿。腹壁反射、肱二头肌、肱三头肌、膝腱反射、跟腱反射正常，巴宾斯基征、脑膜刺激征阴性。

【辅助检查】血常规：白细胞计数7.55×10^9/L，中性粒细胞比例75.3%。动脉血气分析：$PaO_2$78mmHg，$PaCO_2$40mmHg。胸部X射线检查显示两肺野透亮度增加，膈肌下移。

思考与讨论

- 如何准确评估呼吸困难的程度和咳嗽、咳痰的性质？
- 呼吸困难和咳嗽、咳痰可能提示哪些潜在的疾病？

步骤二 知识点回顾

呼吸困难与咳嗽、咳痰是临床最常见症状之一，困扰着众多患者。呼吸困难是指患者主观感到空气不足，呼吸费力，客观上表现为呼吸用力，重者可出现鼻翼煽动、张口呼吸、端坐呼吸、发绀、辅助呼吸肌参与呼吸运动，可伴有呼吸频率、深度、节律的改变。咳嗽是呼吸道受到刺激后引发的，紧跟在短暂吸气后的一种保护性反射动作。通过咳嗽可以清除呼吸道分泌物或异物。借助咳嗽，将呼吸道内过多的分泌物或肺泡内的渗出液排出体外的过程称为咳痰。

知识链接：

呼吸困难与咳嗽、咳痰这几种常见的临床症状令众多患者饱受困扰。引起呼吸困难的病因较多，主要为呼吸系统和循环系统疾病。而呼吸道感染是引起咳嗽、咳痰的最常见的病因。深入了解呼吸困难与咳嗽、咳痰的成因、临床表现及处理方法，对于临床工作具有极其重要的价值。

拓展阅读5

呼吸困难
与咳嗽、咳痰

步骤三 此案例病人症状分析与问诊要点

项目	结合本案例分析	问诊要点
呼吸困难的成因		
呼吸困难的临床表现		
咳嗽、咳痰的成因		
咳嗽、咳痰的临床表现		

步骤四 问诊步骤设计与话术设计

<table>
<tr><th colspan="5">项目：呼吸困难与咳嗽、咳痰</th></tr>
<tr><td colspan="5">打开话题（包括自我介绍）</td></tr>
<tr><td rowspan="28">护理病史</td><td rowspan="6">现病史</td><td>1.</td><td>起病的情况与患病时间</td><td></td></tr>
<tr><td>2.</td><td>主要症状特点</td><td></td></tr>
<tr><td>3.</td><td>伴随症状</td><td></td></tr>
<tr><td>4.</td><td>病情的发展演变</td><td></td></tr>
<tr><td>5.</td><td>诊治经过</td><td></td></tr>
<tr><td>6.</td><td>病程中的一般情况</td><td></td></tr>
<tr><td rowspan="4">既往史</td><td>1.</td><td>住院史</td><td></td></tr>
<tr><td>2.</td><td>手术史</td><td></td></tr>
<tr><td>3.</td><td>外伤史</td><td></td></tr>
<tr><td>4.</td><td>疾病史</td><td></td></tr>
<tr><td rowspan="2">个人史</td><td>1.</td><td>月经史（女性）、生育史、婚姻史等</td><td></td></tr>
<tr><td>2.</td><td>过敏史</td><td></td></tr>
<tr><td rowspan="3">家族史</td><td>1.</td><td>高血压</td><td></td></tr>
<tr><td>2.</td><td>糖尿病</td><td></td></tr>
<tr><td>3.</td><td>肿瘤等</td><td></td></tr>
<tr><td rowspan="5">日常生活</td><td>1.</td><td>饮食：有无偏食与嗜好</td><td></td></tr>
<tr><td>2.</td><td>休息与睡眠</td><td></td></tr>
<tr><td>3.</td><td>排泄：大小便情况</td><td></td></tr>
<tr><td>4.</td><td>自我情况与保健措施</td><td></td></tr>
<tr><td>5.</td><td>嗜好：烟酒</td><td></td></tr>
<tr><td rowspan="6">心理和社会状况</td><td>1.</td><td>精神状态</td><td></td></tr>
<tr><td>2.</td><td>对疾病的认识</td><td></td></tr>
<tr><td>3.</td><td>心理：这次患病有无担心及害怕</td><td></td></tr>
<tr><td>4.</td><td>性格及社交能力</td><td></td></tr>
<tr><td>5.</td><td>家庭关系</td><td></td></tr>
<tr><td>6.</td><td>经济状况</td><td></td></tr>
<tr><td>护理诊断</td><td colspan="4"></td></tr>
<tr><td>护理目标</td><td colspan="4"></td></tr>
<tr><td>护理措施</td><td colspan="4"></td></tr>
<tr><td colspan="5">要求：症状及发病经过评估完整；问诊思路清晰，语言通俗易懂；体检顺序正确、完整；体检手法正确；沟通流畅</td></tr>
</table>

步骤五 实践前自我分析

目标	具体内容	达成情况
思政目标	设计过程中，我是否以患者为中心	
	设计过程中，我是否考虑了患者的身体和心理需求	
	设计过程中，我是否考虑了为病人提供怎样的全面、人性化的医疗服务	
知识目标	设计过程中，我是否已经全面掌握了呼吸困难与咳嗽、咳痰的基本概念及治疗原则	
	设计过程中，我是否已经掌握了呼吸困难与咳嗽、咳痰的病因及临床表现	
	设计过程中，我是否已经清楚呼吸困难与咳嗽、咳痰的诊断和鉴别诊断方法	
	设计过程中，我是否已经掌握了问诊的要点，并且思考了合适的话术和问诊技巧	
技能目标	我觉得我能够运用所学知识对呼吸困难与咳嗽、咳痰患者进行病史采集和病情评估	
	我觉得我能够掌握针对呼吸困难与咳嗽、咳痰患者相关症状的处理原则	
	我觉得我能够主动搜索和学习针对呼吸困难与咳嗽、咳痰患者的护理措施及康复训练方法	
素质目标	设计过程中，遇到困难后，我会积极思考，并尝试通过网络、课本等资源解决问题	
	设计过程中，我会主动和同学、老师进行有效沟通	
	设计过程中，我会主动为他人提供帮助，共同成长	

步骤六 问诊实施（情境模拟）

根据课堂实际安排进行情境模拟实践。

考核项目	评分标准	最大分值	实际得分
收集病史	1. 打招呼、微笑、自我介绍	4	
	2. 病史采集过程组织合理，没有突然跳转话题	5	
	3. 问诊清晰明确，容易回答	5	
	4. 合理使用开放性和封闭性问题	4	
	5. 无诱导性提问、诘难性提问及连续性提问	5	
	6. 引证核实病人提供的信息，确认所采集的病史	5	
	7. 问诊过程中有小结	5	

续表

考核项目	评分标准	最大分值	实际得分
沟通交流	1. 注意聆听，不要轻易打断病人的讲话	5	
	2. 避免使用复杂难懂的医学术语	5	
	3. 适当停顿，给患者思考或提问的时间	5	
	4. 不出现难堪的停顿	5	
	5. 按问诊逻辑顺序系统提问	5	
	6. 问诊中有过渡语言和结束语	5	
	7. 适当的非语言技巧（目光交流、肢体语言等）	5	
	8. 问诊过程中，注意手部卫生，未碰触自身头部和制服等	5	
人文素质	1. 仪表、仪容、职业着装（干净、头发、发饰等）	4	
	2. 走姿、站姿等举止得体	4	
	3. 友好的眼神，大方的肢体语言	4	
人文关怀	1. 尊重病人、保护隐私、同情和安慰	5	
	2. 恰当回应，给予病人赞扬性肯定或鼓励	5	
	3. 有同情心、同理心，使患者感到温暖	5	
合计		100	
教师意见：			

步骤七 自我反思

在完成情境模拟实践后，你需要完成一份反思报告（页数不够，可自行加页）。

反思报告内容应该包括，但不限于以下内容：

- 描述在刚才的实践过程中的某一印象深刻的事件，发生了什么？
- 认为做得这一事件发生的时候，你是什么感受？什么心情？怎么想的？
- 这一事件发生的时候，你采取了什么应对行动？
- 在这整个实践过程中，你认为做得好的方面有哪些？好的体验有哪些？
- 在这整个实践过程中，不足的方面有哪些？不好的体验有哪些？出现了什么问题/困难？

- 尝试分析为什么会出现这种好的体验或者问题/困难。
- 如果类似的事情再发生一次，你将会有哪些不同的做法？
- 你将采取哪些措施去改进和提升？去克服困难和解决问题？

情境模拟实践反思报告

签名：　　　　　　日期：

（撰写：施蕾、陈露）

思维导图2

呼吸困难与咳嗽、咳痰

任务四

恶心、呕吐与腹泻

实践任务

在本期实践任务中，我们需要深入研究和分析与恶心、呕吐和腹泻相关的临床案例。首先，将对恶心、呕吐与腹泻病人的常见症状进行全面的了解和整理。其次，能够对恶心、呕吐与腹泻患者进行初步的评估与管理，包括完成病史采集、体格检查。能够根据患者的病情和检查结果，制订个性化的护理方案，包括药物治疗、饮食调整、心理治疗等。

任务目标

思政目标

培养学生的医学职业道德意识，强调尊重患者、保护患者隐私、维护患者权益等原则。在面对恶心、呕吐与腹泻等常见的健康问题时，学生不仅能够运用所学知识解决实际问题，还能够培养其健康教育意识，使其能够向患者提供准确的健康信息和建议。

知识目标

1. 了解恶心、呕吐与腹泻的基本概念及病理生理机制。
2. 掌握恶心、呕吐与腹泻的常见病因及治疗原则。
3. 学习恶心、呕吐与腹泻的诊断方法。

技能目标

1. 能够运用所学知识对恶心、呕吐与腹泻患者进行病史采集和病情评估。

2. 能够为恶心、呕吐与腹泻患者制订合理的护理方案。
3. 能够主动搜索和学习针对恶心、呕吐与腹泻患者的护理措施。

素质目标

1. 培养临床思维能力，提升专业素养和综合能力。
2. 增强团队协作精神，提高沟通与组织协调能力。

步骤一 案例导入

患者，男，35岁。

【主诉】自2024年2月23日晚开始出现阵发性恶心感，随后伴有频繁呕吐，呕吐物初为胃内容物，后转为黄绿色胆汁样液体，无呕血。同时，伴有水样腹泻，每日排便次数达10次以上，量少，无脓血便及里急后重感。自觉全身乏力，口渴，无发热、寒战及腹痛症状。自行服用家中常备的止泻药后，症状未见明显改善，遂来院就诊。急诊予“突发性恶心、呕吐与腹泻2天”于2024年2月25日10:00左右收治入院。

【病史】患者既往体健，否认高血压、糖尿病等慢性病史。无手术史、外伤史，无药物过敏史。家族中无类似疾病遗传史。

【入院体格检查】入院患者意识状态：意识清楚，对答切题。T：36.8℃；P：92次/min，规则；R：20次/min，平稳；BP：120/75 mmHg。神志清，精神稍差，皮肤黏膜稍干燥，弹性尚可，无黄染及出血点。腹部平软，无压痛及反跳痛，无凹陷，肠鸣音亢进。口唇无发绀，四肢温暖，末梢循环良好。

【辅助检查】血常规：白细胞计数略偏高，中性粒细胞比例增加。粪便常规：黄水样便，未见红细胞、白细胞及寄生虫卵。电解质检查：提示低钾血症，轻度脱水。

思考与讨论

- 如何准确评估恶心和呕吐的频率、性质和量，以及腹泻的频率和粪便的性状？
- 恶心、呕吐与腹泻可能提示哪些潜在的疾病或条件？
- 恶心、呕吐与腹泻可能对患者的心理状态产生哪些影响？

步骤二 知识点回顾

恶心是一种紧迫欲吐的胃内不适感，常为呕吐的前期表现。

呕吐是胃的反射性强力收缩，能迫使胃内容物经口急速排至体外。

恶心和呕吐是临床常见的症状，属机体的保护性功能。恶心严重者常伴迷走神经兴奋的表现，包括皮肤苍白、出汗、流涎、血压降低及心动过缓等。频繁和剧烈的呕吐可引起失水、电解质紊乱、食管贲门黏膜撕裂和营养缺乏等。

腹泻是指排便次数较平时增加，且粪质稀薄，容量及水分增加，可含未消化的食物、黏液、脓血及脱落的肠黏膜等异常成分。腹泻可分为急性腹泻和慢性腹泻2种类型，病程不足2个月者为急性腹泻，超过2个月者为慢性腹泻。

拓展阅读6

恶心、呕吐与腹泻

步骤三 此案例病人症状分析与问诊要点

项目	结合本案例分析	问诊要点
恶心、呕吐的成因		
腹泻的成因		
腹泻的临床表现		

步骤四 问诊步骤设计与话术设计

项目：恶心、呕吐与腹泻				
打开话题（包括自我介绍）				
护理病史	现病史	1.	起病的情况与患病时间	
		2.	主要症状特点	
		3.	伴随症状	
		4.	病情的发展演变	
		5.	诊治经过	
		6.	病程中的一般情况	
	既往史	1.	住院史	
		2.	手术史	
		3.	外伤史	
		4.	疾病史	
	个人史	1.	月经史（女性）、生育史、婚姻史等	
		2.	过敏史	
	家族史	1.	高血压	
		2.	糖尿病	
		3.	肿瘤等	
	日常生活	1.	饮食：有无偏食与嗜好	
		2.	休息与睡眠	
		3.	排泄：大小便情况	
		4.	自我情况与保健措施	
		5.	嗜好：烟酒	
	心理和社会状况	1.	精神状态	
		2.	对疾病的认识	
		3.	心理：这次患病有无担心及害怕	
		4.	性格及社交能力	
		5.	家庭关系	
		6.	经济状况	
护理诊断				
护理目标				
护理措施				
要求：症状及发病经过评估完整；问诊思路清晰，语言通俗易懂；体检顺序正确、完整；体检手法正确；沟通流畅				

步骤五 实践前自我分析

目标	具体内容	达成情况
思政目标	设计过程中，我是否以患者为中心	
	设计过程中，我是否考虑了患者的身体和心理需求	
	设计过程中，我是否考虑了为病人提供怎样的全面、人性化的医疗服务	
知识目标	设计过程中，我是否已经全面掌握了恶心、呕吐与腹泻的基本概念及其临床表现特征	
	设计过程中，我是否已经掌握了恶心、呕吐与腹泻的病因及发病机制	
	设计过程中，我是否已经清楚恶心、呕吐与腹泻的诊断和鉴别诊断方法	
	设计过程中，我是否已经掌握了问诊的要点，并且思考了合适的话术和问诊技巧	
技能目标	我觉得我能够运用所学知识对恶心、呕吐与腹泻患者进行病史采集和病情评估	
	我觉得我能够针对恶心、呕吐与腹泻患者制定合理的护理方案	
	我觉得我能够主动搜索和学习针对恶心、呕吐与腹泻患者的护理措施	
素质目标	设计过程中，遇到困难后，我会积极思考，并尝试通过网络、课本等资源解决问题	
	设计过程中，我会主动和同学、老师进行有效沟通	
	设计过程中，我会主动为他人提供帮助，共同成长	

步骤六 问诊实施（情境模拟）

根据课堂实际安排进行情境模拟实践。

考核项目	评分标准	最大分值	实际得分
收集病史	1. 打招呼、微笑、自我介绍	4	
	2. 病史采集过程组织合理，没有突然跳转话题	5	
	3. 问诊清晰明确，容易回答	5	
	4. 合理使用开放性和封闭性问题	4	
	5. 无诱导性提问、诘难性提问及连续性提问	5	
	6. 引证核实病人提供的信息，确认所采集的病史	5	
	7. 问诊过程中有小结	5	

续表

考核项目	评分标准	最大分值	实际得分
沟通交流	1. 注意聆听，不要轻易打断病人的讲话	5	
	2. 避免使用复杂难懂的医学术语	5	
	3. 适当停顿，给患者思考或提问的时间	5	
	4. 不出现难堪的停顿	5	
	5. 按问诊逻辑顺序系统提问	5	
	6. 问诊中有过渡语言和结束语	5	
	7. 适当的非语言技巧（目光交流、肢体语言等）	5	
	8. 问诊过程中，注意手部卫生，未碰触自身头部和制服等	5	
人文素质	1. 仪表、仪容、职业着装	4	
	2. 走姿、站姿等举止得体	4	
	3. 友好的眼神，大方的肢体语言	4	
人文关怀	1. 尊重病人、保护隐私、同情和安慰	5	
	2. 恰当回应，给予病人赞扬性肯定或鼓励	5	
	3. 有同情心、同理心，使患者感到温暖	5	
合计		100	
教师意见：			

步骤七　自我反思

在完成情境模拟实践后，你需要完成一份反思报告（页数不够，可自行加页）。

反思报告内容应该包括，但不限于以下内容：

- 描述在刚才的实践过程中的某一印象深刻的事件，发生了什么？
- 这一事件发生的时候，你是什么感受？什么心情？怎么想的？
- 这一事件发生的时候，你采取了什么应对行动？
- 在这整个实践过程中，你认为做得好的方面有哪些？好的体验有哪些？

- 在这整个实践过程中，不足的方面有哪些？不好的体验有哪些？出现了什么问题/困难？
- 尝试分析为什么会出现这种好的体验或者问题/困难。
- 如果类似的事情再发生一次，你将会有哪些不同的做法？
- 你将采取哪些措施去改进和提升？去克服困难和解决问题？

情境模拟实践反思报告

签名：　　　　日期：

（撰写：岳欣、马文新）

思维导图3

恶心、呕吐的病因与处理

任务五

黄疸与抑郁

实践任务

本期实践任务中，我们需要深入研究和分析和黄疸与抑郁相关的临床案例，分析黄疸与抑郁的成因、常见症状，整理分析抑郁患者的诊断思路。

任务目标

思政目标

培养学生的社会责任感和职业道德，在面对黄疸及抑郁这两种常见的健康问题时，不仅能够运用所学的知识和技能进行有效的处理，还能够以患者为中心，充分考虑到患者的身体和心理需求，提供全面、人性化的医疗服务。

知识目标

1. 了解黄疸及抑郁的基本概念。
2. 掌握黄疸及抑郁的病因及临床表现。
3. 学习黄疸及抑郁的诊断和鉴别诊断方法。

技能目标

1. 能够运用所学知识对黄疸及抑郁患者的常见症状进行分析。
2. 能够厘清对抑郁患者的诊断思路。
3. 能够制定针对性治疗方案。

素质目标

1. 培养临床思维能力，提高解决实际问题的能力。
2. 增强团队协作精神，提高沟通与组织协调能力。

步骤一 案例导入

患者，男，35岁。

【主诉】因“发现皮肤、巩膜黄染两周，加重2天，情绪低落一周”，于2024年3月20日入院。

【病史】患者一周前开始出现皮肤和眼睛黄染，伴有乏力、食欲不振、恶心、呕吐等症状。无发热、腹痛、腹泻等症状。患者否认有肝炎病史，但有饮酒史。患者两周前开始出现皮肤和眼睛黄染，伴有乏力、食欲不振、恶心、呕吐等症状。无发热、腹痛、腹泻等症状。

【入院体格检查】T：36.7℃；P：76次/min；R：18次/min，呼气时间延长伴哮鸣音；BP：120/80mmHg。神志清醒，营养中等，皮肤和巩膜黄染，无皮疹、瘀点、瘀斑。心肺听诊无异常。腹部平坦，无压痛、反跳痛，肝脾肋下未触及。移动性浊音阴性。双下肢无水肿。

思考与讨论

- 如何通过病史和临床表现来识别黄疸的不同病因？
- 黄疸患者常见的临床表现有哪些？如何观察和记录这些表现？
- 如何识别和评估抑郁患者的症状？
- 如何区分正常的悲伤情绪和临床抑郁症？
- 在与抑郁患者沟通时，应采用哪些技巧来建立信任和支持？

步骤二 知识点回顾

1. 黄疸

黄疸是指由于胆红素代谢障碍引起血清内胆红素浓度升高，导致巩膜、皮肤、黏膜以及其他组织和体液发生黄染的现象。血清总胆红素的正常值范围为3.4～17.1μmol/L。超过正常值而肉眼未能观察到时，称为隐性黄疸。当总胆红素水平超过34μmol/L时，临床上出现黄疸，也称为显性黄疸。

黄疸在临床中往往不是一个独立的疾病，而是多种疾病的共同特征，可发生于多种内科和外科疾病中。

视频课程5

黄疸的发生机制

2. 抑郁

抑郁心理状态是一种常见的负性情绪体验，以显著且持久的心境低落为核心特征，表现为持续的情绪消沉、兴趣减退、自我价值感降低，严重时可损害个体的认知、行为及生理功能。当上述状态持续超过两周、达到临床严重程度，并显著干扰社会功能时，需进行临床评估与干预。

（1）抑郁的成因

抑郁心理状态的形成是“生物—心理—社会因素”交互作用的结果，具体如下。

① 生物学因素：个体大脑中神经递质水平失衡，如5-羟色胺（血清素）、多巴胺、去甲肾上腺素等神经递质分泌异常，可能导致情绪调节功能障碍；遗传因素同样发挥作用，研究表明，家族中有抑郁障碍病史的人群，出现抑郁心理状态的风险显著升高。

② 心理因素：人格特质与应对方式影响深远。具有神经质人格特质，表现为情绪稳定性差、易焦虑；存在低自尊、过度自我批判倾向的个体，面对压力时更易陷入抑郁情绪。此外，缺乏有效的情绪调节策略与问题解决能力，也会增加抑郁心理状态发生的可能性。

③ 社会环境因素：长期处于高压力环境（慢性压力源），如工作负荷过重、职场人际关系紧张、经济负担重等；经历重大负性生活事件，如亲人离世、失业、婚姻破裂等应激事件；社会支持系统薄弱，缺乏家人、朋友的理解与情感支持，均可能诱发抑郁心理状态。

④ 疾病与药物影响：某些慢性疾病，如糖尿病、心血管疾病、癌症等，因长期承受病痛折磨与治疗压力，易引发患者抑郁情绪；部分药物（如降压药、糖皮质激素、干扰素等）的副作用，也可能导致情绪异常波动。

⑤ 物质滥用：酒精、苯丙胺类等物质滥用会改变大脑神经化学物质平衡，抑制中枢神经系统功能，不仅增加抑郁心理状态的发生风险，还可能加剧抑郁症状的严重程度。

（2）抑郁的临床表现

抑郁的临床表现呈现出明显的连续谱特征，从轻度情绪低落到重度功能损害可分为不同层次。

①情绪表现：个体或许会遭遇短暂的情绪低迷、沮丧或是空虚之感，对部分日常活动的兴趣会出现一定程度的减退，不过基本的社会交往与生活功能仍可维持；与此同时，自我评价可能会有所降低，此种情形大多与具体的压力事件直接关联，诸如工作受挫、人际交往存在障碍等。

②躯体反应：轻度睡眠紊乱现象较为普遍，其具体表现可能为入睡障碍，即躺卧后长时间无法进入睡眠状态；亦可能呈现为早醒，也就是较平时提前数小时苏醒且难以再次入眠。同时，个体的食欲也可能出现变动，部分个体可能出现食欲减退的情况，对既往偏好的食物丧失兴趣，而另一部分个体则可能借助过量进食来舒缓情绪。此外，还可能伴有一些非特异性躯体不适症状，例如，持续的疲劳感，即便未进行大量体力活动，仍感觉精力不足；反复出现头痛、胃肠不适等症状，这些躯体症状通常难以单纯依据躯体疾病予以阐释。

③认知行为变化：个体有可能出现注意力集中困难的状况，例如，在阅读、开展工作过程中，难以聚焦于相关内容，极易分散注意力；决策效率也会相应降低，面对日常选择时会表现出迟疑不决。虽然社交意愿有所减退，不太愿意主动参与聚会、交流等活动，但是在必要的人际互动场景中，如工作沟通、家庭事务处理等方面，仍能够维持基本的应对能力。

需着重关注的是，当出现思维迟缓（即思考速度显著减慢，表达时语句停顿延长）、社会功能完全丧失（如无法正常开展工作、生活无法自理）、反复产生自杀意念等严重症状时，通常预示着可能已发展为抑郁症，需要开展进一步的专业评估与实施干预举措。

（3）抑郁与抑郁症的鉴别

抑郁心理状态与抑郁症在多个维度上存在明显区别，可作为鉴别诊断的重要依据。

特征维度	抑郁心理状态	抑郁症
持续时间	通常≤2周，应激源解除后缓解	持续≥2周，常超过数月，即使应激源消失，症状也难以自行缓解
症状强度	轻-中度，波动幅度较大，可能于不同时间、不同情境下呈现出显著差异	中-重度，症状稳定且持久
核心表现	情绪低落为主，保留部分兴趣	以快感缺失作为关键特征，表现为对以往能够带来愉悦感受的活动（例如，个人爱好、社交活动等）彻底丧失兴趣，无法从这些活动中获得快乐
社会功能	部分受影响，基本生活能力保留	对职业能力、社交能力及自理能力造成显著损害，可能出现无法正常工作、拒绝与他人交往，甚至无法自行料理饮食起居等状况
生物学指征	多无显著神经递质系统紊乱	存在明确的5-羟色胺（5-HT）、去甲肾上腺素（NE）、多巴胺（DA）等神经递质系统功能障碍
治疗需求	心理干预、环境调整为主	需药物+心理联合治疗

拓展阅读7

抑郁症

步骤三　此案例病人症状分析与问诊要点

项目	结合本案例分析	问诊要点
黄疸的护理措施		
黄疸的治疗原则		
抑郁的护理措施		
抑郁的治疗原则		

步骤四　问诊步骤设计与话术设计

<table>
<tr><th colspan="5">项目：黄疸与抑郁</th></tr>
<tr><td colspan="5">打开话题（包括自我介绍）</td></tr>
<tr><td rowspan="3">护理病史</td><td rowspan="3">现病史</td><td>1.</td><td>起病的情况与患病时间</td><td></td></tr>
<tr><td>2.</td><td>主要症状特点</td><td></td></tr>
<tr><td>3.</td><td>伴随症状</td><td></td></tr>
</table>

续表

<table>
<tr><th colspan="5">项目：黄疸与抑郁</th></tr>
<tr><td rowspan="24">护理病史</td><td rowspan="3">现病史</td><td>4.</td><td>病情的发展演变</td><td></td></tr>
<tr><td>5.</td><td>诊治经过</td><td></td></tr>
<tr><td>6.</td><td>病程中的一般情况</td><td></td></tr>
<tr><td rowspan="4">既往史</td><td>1.</td><td>住院史</td><td></td></tr>
<tr><td>2.</td><td>手术史</td><td></td></tr>
<tr><td>3.</td><td>外伤史</td><td></td></tr>
<tr><td>4.</td><td>疾病史</td><td></td></tr>
<tr><td rowspan="2">个人史</td><td>1.</td><td>月经史（女性）、生育史、婚姻史等</td><td></td></tr>
<tr><td>2.</td><td>过敏史</td><td></td></tr>
<tr><td rowspan="3">家族史</td><td>1.</td><td>高血压</td><td></td></tr>
<tr><td>2.</td><td>糖尿病</td><td></td></tr>
<tr><td>3.</td><td>肿瘤等</td><td></td></tr>
<tr><td rowspan="5">日常生活</td><td>1.</td><td>饮食：有无偏食与嗜好</td><td></td></tr>
<tr><td>2.</td><td>休息与睡眠</td><td></td></tr>
<tr><td>3.</td><td>排泄：大小便情况</td><td></td></tr>
<tr><td>4.</td><td>自我情况与保健措施</td><td></td></tr>
<tr><td>5.</td><td>嗜好：烟酒</td><td></td></tr>
<tr><td rowspan="6">心理和社会状况</td><td>1.</td><td>精神状态</td><td></td></tr>
<tr><td>2.</td><td>对疾病的认识</td><td></td></tr>
<tr><td>3.</td><td>心理：这次患病有无担心及害怕</td><td></td></tr>
<tr><td>4.</td><td>性格及社交能力</td><td></td></tr>
<tr><td>5.</td><td>家庭关系</td><td></td></tr>
<tr><td>6.</td><td>经济状况</td><td></td></tr>
<tr><td colspan="4"></td></tr>
<tr><td>护理诊断</td><td colspan="4"></td></tr>
<tr><td>护理目标</td><td colspan="4"></td></tr>
<tr><td>护理措施</td><td colspan="4"></td></tr>
<tr><td colspan="5">要求：症状及发病经过评估完整；问诊思路清晰，语言通俗易懂；体检顺序正确、完整；体检手法正确；沟通流畅</td></tr>
</table>

步骤五 实践前自我分析

目标	具体内容	达成情况
思政目标	设计过程中，我是否以患者为中心	
	设计过程中，我是否考虑了患者的身体和心理需求	
	设计过程中，我是否考虑了为病人提供怎样的全面、人性化的医疗服务	
知识目标	设计过程中，我是否已经全面掌握了黄疸与抑郁的基本概念及治疗原则	
	设计过程中，我是否已经掌握了黄疸与抑郁的病因及临床表现	
	设计过程中，我是否已经清楚黄疸与抑郁的诊断和鉴别诊断方法	
	设计过程中，我是否已经掌握了问诊的要点，并且思考了合适的话术和问诊技巧	
技能目标	我觉得我能够运用所学知识对黄疸与抑郁患者进行病史采集和病情评估	
	我觉得我能够掌握针对黄疸与抑郁患者相关症状的处理原则	
	我觉得我能够主动搜索和学习关于黄疸与抑郁的护理措施及治疗原则	
素质目标	设计过程中，遇到困难后，我会积极思考，并尝试通过网络、课本等资源解决问题	
	设计过程中，我会主动和同学、老师进行有效沟通	
	设计过程中，我会主动为他人提供帮助，共同成长	

步骤六 问诊实施（情境模拟）

根据课堂实际安排进行情境模拟实践。

考核项目	评分标准	最大分值	实际得分
收集病史	1. 打招呼、微笑、自我介绍	4	
	2. 病史采集过程组织合理，没有突然跳转话题	5	
	3. 问诊清晰明确，容易回答	5	
	4. 合理使用开放性和封闭性问题	4	
	5. 无诱导性提问、诘难性提问及连续性提问	5	
	6. 引证核实病人提供的信息，确认所采集的病史	5	
	7. 问诊过程中有小结	5	

续表

考核项目	评分标准	最大分值	实际得分
沟通交流	1. 注意聆听，不要轻易打断病人的讲话	5	
	2. 避免使用复杂难懂的医学术语	5	
	3. 适当停顿，给患者思考或提问的时间	5	
	4. 不出现难堪的停顿	5	
	5. 按问诊逻辑顺序系统提问	5	
	6. 问诊中有过渡语言和结束语	5	
	7. 适当的非语言技巧（目光交流、肢体语言等）	5	
	8. 问诊过程中，注意手部卫生，未碰触自身头部和制服等	5	
人文素质	1. 仪表、仪容、职业着装	4	
	2. 走姿、站姿等举止得体	4	
	3. 友好的眼神，大方的肢体语言	4	
人文关怀	1. 尊重病人、保护隐私、同情和安慰	5	
	2. 恰当回应，给予病人赞扬性肯定或鼓励	5	
	3. 有同情心、同理心，使患者感到温暖	5	
合计		100	
教师意见：			

步骤七 自我反思

在完成情境模拟实践后，你需要完成一份反思报告（页数不够，可自行加页）。反思报告内容应该包括，但不限于以下内容：

- 描述在刚才的实践过程中的某一印象深刻的事件，发生了什么？
- 这一事件发生的时候，你是什么感受？什么心情？怎么想的？
- 这一事件发生的时候，你采取了什么应对行动？
- 在这整个实践过程中，你认为做得好的方面有哪些？好的体验有哪些？
- 在这整个实践过程中，不足的方面有哪些？不好的体验有哪些？出现了什么问题/困难？

- 尝试分析为什么会出现这种好的体验或者问题/困难。
- 如果类似的事情再发生一次，你将会有哪些不同的做法？
- 你将采取哪些措施去改进和提升？去克服困难和解决问题？

情境模拟实践反思报告

签名： 日期：

（撰写：施蕾、马文新）

思维导图4

黄疸与抑郁

项目三

体格检查

任务一　体格检查方法回顾

任务二　甲状腺功能亢进

任务三　乳腺癌术前评估

任务四　急性阑尾炎术前评估

任务五　脑卒中

任务一

体格检查方法回顾

实践任务

在本期实践任务中，我们将回顾并总结健康评估体格检查的基本方法和步骤。通过深入理解这些方法，我们将能够更有效地掌握体格检查的技巧，为后续的健康评估工作奠定坚实的基础。接着，我们将通过实际操作来巩固和应用这些理论知识，确保每位参与者都能熟练掌握体格检查的技巧和方法。我们将模拟真实场景，让每位学生在模拟患者面前进行体格检查，以提高他们的实际操作能力和应对突发情况的能力。

任务目标

思政目标

本次实践任务旨在培养学生的社会责任感和职业道德，使学生深刻理解健康评估工作的重要性，以及在实际工作中应遵循的伦理规范和行为准则。

知识目标

1. 能够系统地掌握体格检查的基本理论知识，涵盖检查流程、方法和注意事项。
2. 能够根据检查结果进行初步的健康评估。
3. 能够掌握一些常见的体格检查工具和设备的使用方法。

技能目标

1. 通过实践操作，掌握正确的检查手法、精确的观察和记录能力。
2. 能够根据检查结果进行初步的健康评估。

素质目标

1. 培养学生细致入微的观察力、严谨的科学态度和良好的沟通能力。
2. 强调团队合作的重要性，在实践中学会如何与同伴协作，共同完成健康评估任务。

步骤一 知识点回顾

在医疗领域，健康评估是预防、诊断和治疗疾病不可或缺的一环，而体格检查作为健康评估的核心手段，其重要性不言而喻。随着医学技术的不断进步和人们健康意识的提升，体格检查方法也在不断演进，力求能更加科学、全面且个性化地反映个体的健康状况。

体格检查的历史可以追溯到古代医学时期，当时的医生们主要依靠观察、触诊、听诊等简单而直接的方法来评估患者的健康状况。随着时间的推移，医学领域逐渐发展出解剖学、生理学和病理学等学科，这些学科的进步为体格检查提供了更为坚实的理论基础和实践标准。随着医疗设备的不断革新，如听诊器的发明、血压计的普及以及X射线、B超等影像技术的应用，体格检查变得更加精准和深入，能够更细致地揭示患者的健康状况。

视频课程6

体格检查的注意事项

拓展阅读8

体格检查（上）

步骤二 掌握并检验体格检查的方法

体格检查是护理诊断中的一项基本技能，它包括对患者进行全面的物理评估。以下是体格检查的主要方法和步骤简介。

1. 一般检查

包括对患者的性别、年龄、体温、呼吸频率、脉搏、血压、发育、营养、意识状态、面容表情、体位、姿势、步态等进行观察。这些检查通常以视诊为主，必要时配合触诊和嗅诊。

2. 生命体征

测量体温、脉搏、呼吸频率和血压。体温的测量方法有口测法、腋测法和肛测法，正常值分别为36.3～37.2℃、36～37℃、36.5～37.7℃。脉搏检查至少计数30s，呼吸频率计数也至少30s。血压的测量包括直接测量法和间接测量法，正常值上肢收缩压为90～135mmHg，舒张压为60～90mmHg。

3. 视诊

观察一般情况、皮肤、黏膜病变等。在全身各个部位都有相应的视诊检查内容。

4. 触诊

通过触摸来感知体表震动、浅表组织和病变，以及腹腔脏器和病变。触诊手法包括感觉触诊法、浅部触诊法和深部触诊法。

5. 叩诊

包括直接叩诊法和间接叩诊法，用于检查肺脏、心界和腹部病变。

6. 听诊

使用听诊器检查器官运动时发出的声响，如呼吸音、心音、肠鸣音等。听诊器的体件分为膜型体件和钟型体件，分别用于听取高调和低调的声音。

7. 嗅诊

通过检查患者皮肤、呼出气、分泌物、排泄物等的异常气味来判断患者可能出现的情况。

8. 特殊检查

包括对头部、颈部、胸部、腹部、脊柱、四肢和神经系统的检查，以及必要时进行的生殖器、肛门和直肠检查。

9. 工具使用

体格检查时，医生会使用一些必要的工具，如体温计、听诊器、血压计、压舌板、电筒、叩诊锤、检眼镜、直尺、卷尺等。

10. 检查顺序

通常首先进行生命征和一般检查，然后按头、颈、胸、腹、脊柱、四肢和神经系统的顺序进行检查。

11. 检查环境

检查时应保证室内温暖、光线充足，环境安静，检查手法应规范轻柔。

12. 检查标准

在进行体格检查时，应遵循一定的评分标准，确保检查的全面性和准确性。

掌握这些基本的体格检查方法，可以帮助医护工作人员更准确地诊断疾病和评估患者的健康状况。

拓展阅读9

体格检查（下）

练一练：由2～3名学生组成小组，开展技能实操训练。

体格检查操作自评表

考评人：	考评时间：	填表时间：		核定等级：	
考核项目和考核内容		配分	自评	团队互评	自我分析
任务与质量（30分）	能够认真复习，良好地掌握体格检查项目，操作和沟通良好	30			
	能够复习，基本掌握体格检查项目，操作良好	25～29			
	被动复习，基本掌握体格检查项目，操作一般	20～24			
	偶尔不能复习，掌握部分体格检查项目，操作和沟通出现问题，但能及时修正	10～19			
	经常不能完成复习，操作和沟通会出现问题，不能及时修正	0～9			
团队合作（20分）	能与小组团队配合紧密，能实现自己和团队要求的统一性	20			
	能与团队配合融洽，能够大胆有礼地表达想法，但也会尊重团队的想法	15～19			
	能够与团队配合良好，偶尔会表达自己的想法，尊重团队想法为主	10～14			
	与团队配合一般，缺少自主思考，常跟随团队趋势再做出决定	5～9			
	与团队配合较差，少有发表想法，但又不认同团队的决定	0～4			
专业知识（30分）	熟练掌握体格检查所需的专业知识与能力	30			
	基本掌握体格检查所需的专业知识与能力	20～29			
	对体格检查所需的专业知识与能力掌握有所欠缺，自主学习性差	10～19			
	需要重新学习体格检查所需的专业知识与能力	0～9			
学习责任（20分）	学习自觉性较高，能够合理安排自己的学习时间	20			
	学习认真，能够按时完成学习任务	15～19			
	能够在督促下，被动完成学习任务	10～14			
	在督促下缺乏合理安排，能够完成大部分的任务	5～9			
	被动完成，学习散漫，完成任务质量较差	0～4			
合计		100			
备注	等级划分：A（≥90）；B（≥80）；C（≥70）；D（<70）				

步骤三 探讨体格检查的未来趋势

体格检查作为医学诊断的基石，其未来的发展趋势将受到技术革新、教育体系改革、市场需求等多重因素的共同作用。随着人工智能、机器学习、大数据分析等先进技术的不断进步，体格检查有望更多地整合这些技术，从而提升检查的精确度和效率、实现个性化评估以及提高远程监测和智能诊断的准确性。例如，利用机器学习算法对体格检查数据进行分析，有望进一步提高疾病诊断的精确性。

想一想：随着护理专业体格检查的变革，我们应如何适应未来的发展趋势？

（撰写：曹雪楠、王怡淳）

任务二

甲状腺功能亢进

实践任务

本期实践任务中，我们需要深入研究和分析与甲状腺功能亢进（甲亢）相关的临床案例。首先，将对甲状腺检查的内容、方法以及顺序进行全面的了解和整理，包括视诊、触诊和听诊等，并解释各项检查内容的临床意义。接着，将探索甲亢患者的临床表现，特别是为甲亢患者进行检查时，可能会有的异常体征。在此基础上，总结甲亢的主要体征特点，从而尝试得出甲亢的护理诊断。

任务目标

思政目标

培养学生的社会责任感和职业道德，在面对甲亢患者的健康问题时，不仅能够运用所学的知识和技能进行有效处理，还能够以患者为中心，充分考虑患者的身体和心理需求，尊重患者、关爱患者，保护患者隐私，同时具备良好的沟通能力、敬业精神和伦理道德，为患者提供全面、人性化的护理服务。

知识目标

1. 了解甲状腺的解剖生理特点。
2. 掌握甲状腺评估的基本方法、内容和意义。
3. 掌握甲亢触诊和听诊的特异性体征。

技能目标

1. 能够运用所学知识对甲亢患者进行病史采集和体格检查。
2. 能够为甲亢患者制定合理的护理方案。
3. 能够主动搜索和学习有关甲亢患者的护理措施。

素质目标

1. 培养临床思维能力，提高解决实际问题的能力。
2. 增强团队协作精神，提高沟通与组织协调能力。

步骤一 案例导入

患者，女，45岁。

【主诉】因“易饥、消瘦、怕热、多汗2年余，突眼8月”入院。

【病史】患者于2年前无明显诱因出现易饥情况，逐渐消瘦，2年来体重减轻约15kg，伴怕热、多汗，无多饮、多尿，未到医院检查。8月前患者发现眼球突出，出汗多，夜间盗汗明显，睡眠差，夜尿频繁，无发热、咳嗽、胸痛等，遂于当地某医院就诊。查眼眶CT示左眼内、下直肌增粗改变，考虑炎性假瘤可能，建议进一步检查甲状腺功能，以排除 Graves 眼病；进一步查甲功示游离三碘甲状腺原氨酸（FT_3）20.7pmol/L、游离甲状腺素（FT_4）73.7pmol/L、促甲状腺素（TSH）0.023mIU/L，诊断为“甲状腺功能亢进症”，遂转到某三甲医院内分泌门诊就诊，查血常规无明显异常，予口服“甲巯咪唑1片（10mg）1次/d，左甲状腺素钠片半片（25μg）1次/d，地榆升白片2片（0.2g）3次/d”治疗，服药2月后停用左甲状腺素钠片，余治疗不变。现患者易饥、怕热等症状明显缓解，但患者自觉突眼症状无明显好转，自感眼胀不适，伴复视，眼球活动受限，夜间睡眠差。为进一步治疗，就诊于内分泌科，门诊拟“1. 甲状腺功能亢进症；2. Graves眼病”收入院。

【入院体格检查】T：37.1℃；P：100次/min；R：20次/min；BP：120/75mmHg。发育正常，营养中等，体型消瘦，步入病房，自动体位，神志清，查体合作。全身皮肤、黏膜无出血点、黄染、未见水肿及瘀点瘀斑。全身浅表淋巴结未扪及肿大。头颅五官无畸形，眼睑无水肿，眼球突出，睑裂增宽，双眼巩膜无黄染，结膜无充血水肿，角膜透明，Stellwag征（–），无上睑挛缩，Von Graefe征（–），Joffroy征（–），Mobius征（–），瞳孔等大等圆，直径约光反射灵敏。外耳道无分泌物，双乳突区无压痛。鼻腔通畅，鼻中隔无偏曲，各副鼻窦区无压痛，口腔黏膜无出血溃疡，伸舌居中无震颤，咽部无充血，双侧扁桃体无肿大。无颈动脉异常搏动，未见颈静脉怒张，肝颈静脉回流征（–），双侧甲状腺Ⅰ度肿大，边界清楚、质软、无触痛，未闻及明显血管杂音，无细震颤。气管居中。胸廓对称无畸形，胸骨无压痛，双乳成年女性发育。双侧呼吸动度相等，双肺语颤无异常，叩诊呈清音，听诊呼吸音清晰，未闻及干、湿啰音。心前区无隆起，无抬尖搏动，叩诊右心界不大，心率100次/min，律齐，各瓣膜区未闻及病理性杂音。腹平软，未见肠型及蠕动波，未见腹壁浅静脉怒张。肝、脾肋缘下均未扪及，全腹未扪及包块，无压痛、反跳痛，肝区、脾区、双肾区无叩痛，移动性浊音阴性，听诊肠鸣音正常（5次/min）。外生殖器未查。脊柱四肢无畸形，双下肢不水肿，四肢关节活动无障碍，双侧肢体肌张力无异常。左侧肌力5级，右侧肌力5级，四肢腱反射、腹壁反射等生理反射均正常引出。布氏征（-）、克氏征（-），巴宾斯基征、霍夫曼氏征等病理均未引出。双手细震颤实验（+）。

【辅助检查】甲功：$FT_3$4.27nmol/L，$FT_4$16.15pmol/L，TSH0.007mIU/mL；甲状腺球蛋白抗体4.9%，甲状腺微粒体抗体4.0。血常规：WBC7.40×10^9/L，RBC4.35×10^{12}/L，HGB130g/L，PLT195×10^9/L，中性粒细胞计数5.12×10^9/L。甲状腺^{131}I吸收率：3h 55%，24h 65%。

思考与讨论

- 颈部检查包括哪些内容？可采取的方法有哪些？
- 该病人进行颈部检查时，可能会有哪些异常体征？为什么？
- 触诊甲状腺时，应该让病人做哪个动作配合检查？为什么？

步骤二 知识点回顾

甲状腺是人体重要的内分泌腺体，以下介绍甲状腺解剖和生理的一些关键知识点。

（1）解剖位置　位于颈部前侧，喉下部和气管上部的前方。由两个叶（左叶和右叶）组成，中间通过甲状腺峡部连接。被颈前肌群覆盖，包括胸骨舌骨肌和胸骨甲状肌。后方是气管和食管以及重要的血管和神经结构，如颈总动脉、颈内静脉和喉返神经。

（2）组织结构　由许多腺泡组成，腺泡由单层上皮细胞围成。腺泡内含有胶质，是碘化甲状腺激素的前体物质。

（3）血液供应　主要由甲状腺上动脉和甲状腺下动脉供血。甲状腺上动脉起源于颈外动脉，甲状腺下动脉起源于锁骨下动脉。

（4）淋巴引流　甲状腺的淋巴液主要流向气管前淋巴结和颈深淋巴结。

（5）神经支配　由颈交感干和迷走神经支配。

（6）生理功能　主要分泌甲状腺激素，包括甲状腺素（T_4）和三碘甲状腺原氨酸

（T_3）。甲状腺激素对新陈代谢、生长发育、神经系统功能等有重要影响，可调节体内能量代谢，增加基础代谢率，对骨骼和神经系统的发育至关重要，特别是对于儿童和青少年。

（7）激素合成　甲状腺激素的合成需要以碘作为原料。碘在甲状腺细胞内被氧化并结合到甲状腺球蛋白上，形成T_4和T_3。

（8）激素释放　甲状腺激素的释放受到垂体前叶分泌的促甲状腺激素（TSH）调节。TSH的分泌又受到下丘脑分泌的促甲状腺激素释放激素（TRH）的调控。

（9）激素代谢　T_4和T_3在血液中大部分与血浆蛋白结合，小部分以游离形式存在。T_4在肝脏和肾脏中被转化为T_3，T_3的生物活性比T_4强。

（10）甲状腺疾病　①甲状腺功能亢进：甲状腺激素分泌过多，导致代谢亢进。②甲状腺功能减退：甲状腺激素分泌不足，导致代谢减缓。③甲状腺肿瘤：包括良性和恶性肿瘤。④甲状腺炎：包括急性、亚急性和慢性甲状腺炎。

拓展阅读10

甲状腺

步骤三　甲状腺体格检查的方法

甲状腺检查应在平静而自然的状态下进行，被检查者取舒适体位，可取坐位或仰卧位。检查前充分暴露颈部；检查时手法应轻柔，以免引起被检查者不适。

拓展阅读11

甲状腺体格检查

视频课程7

颈部检查

步骤四　问诊与体格检查的步骤设计

题目：医疗诊断+主诉
首先打开话题（包括自我介绍）

续表

题目：医疗诊断+主诉				
护理病史	现病史	1.	起病的情况与患病时间	
		2.	主要症状特点	
		3.	伴随症状	
		4.	病情的发展演变	
		5.	诊治经过	
		6.	病程中的一般情况	
	既往史	1.	住院史	
		2.	手术史	
		3.	外伤史	
		4.	疾病史	
	个人史	1.	月经史（女性）、生育史、婚姻史等	
		2.	过敏史	
	家族史	1.	高血压	
		2.	糖尿病	
		3.	肿瘤等	
	日常生活	1.	饮食：有无偏食与嗜好	
		2.	休息与睡眠	
		3.	排泄：大小便情况	
		4.	自我情况与保健措施	
		5.	嗜好：烟酒	
	心理和社会状况	1.	精神状态	
		2.	对疾病的认识	
		3.	心理：这次患病有无担心及害怕	
		4.	性格及社交能力	
		5.	家庭关系	
		6.	经济状况	

续表

题目：医疗诊断+主诉				
体格检查		1.	生命体征	
		2.	身高体重	
		3.	一般情况	
		4.	头颈—胸—肺—心—腹—脊柱、四肢、生殖系统—神经系统（根据案例实际情况选择合适的检查）	动作轻柔、精确规范、系统全面、突出重点
		5.	其他	按程序进行、体现爱伤观念
护理诊断				
护理目标				
护理措施				
要求：症状及发病经过评估完整；问诊思路清晰，语言通俗易懂；体检顺序正确、完整；体检手法正确；沟通流畅				

步骤五 实践前自我分析

目标	具体内容	达成情况
思政目标	设计过程中，我是否以患者为中心	
	设计过程中，我是否考虑了患者的身体和心理需求	
	设计过程中，我是否提前考虑了为病人提供怎样的全面、人性化的医疗服务	
知识目标	设计过程中，我是否已经掌握了甲状腺相关的解剖生理特点	
	设计过程中，我是否已经全面掌握了甲状腺体格检查的基本方法、内容和意义	
	设计过程中，我是否已经清楚有关甲亢触诊和听诊的特异性体征	
	设计过程中，我是否已经掌握了问诊的要点，并且思考了合适的话术和问诊技巧	
技能目标	我觉得我能够运用所学知识对甲亢患者进行病史采集和病情评估	
	我觉得我能够针对甲亢患者制定合理的护理方案	
	我觉得我能够主动搜索和学习有关甲亢患者的护理措施	
素质目标	设计过程中，遇到困难后，我会积极思考，并尝试通过网络、课本等资源解决问题	
	设计过程中，我会主动和同学、老师进行有效沟通	
	设计过程中，我会主动为他人提供帮助，共同成长	

步骤六 体格检查实施（情境模拟）

根据课堂实际安排进行情境模拟实践。

考核项目	评分标准	最大分值	实际得分
收集病史	1. 打招呼、微笑、自我介绍	4	
	2. 病史采集过程组织合理，没有突然跳转话题	5	
	3. 问诊清晰明确，容易回答	5	
	4. 合理使用开放性和封闭性问题	4	
	5. 无诱导性提问、诘难性提问及连续性提问	5	
	6. 引证核实病人提供的信息，确认所采集的病史	5	
	7. 问诊过程中有小结	5	
沟通交流	1. 注意聆听，不要轻易打断病人的讲话	5	
	2. 避免使用复杂难懂的医学术语	5	
	3. 适当停顿，给患者思考或提问的时间	5	
	4. 不出现难堪的停顿	5	
	5. 按问诊逻辑顺序系统提问	5	
	6. 问诊中有过渡语言和结束语	5	
	7. 适当的非语言技巧（目光交流、肢体语言等）	5	
	8. 问诊过程中，注意手部卫生，未碰触自身头部和制服等	5	
人文素质	1. 仪表、仪容、职业着装	4	
	2. 走姿、站姿等举止得体	4	
	3. 友好的眼神，大方的肢体语言	4	
人文关怀	1. 尊重病人、保护隐私、同情和安慰	5	
	2. 恰当回应，给予病人赞扬性肯定或鼓励	5	
	3. 有同情心、同理心，使患者感到温暖	5	
合计		100	
教师意见：			

甲状腺检查评分表

项目	内容	分值	扣分标准	得分
视诊	1. 体位 2. 观察甲状腺大小和对称性 3. 嘱被检查者做吞咽动作，见甲状腺随吞咽上下移动	15	每少1项，扣5分	
触诊	1. 前触诊（检查者站在受检者前面） 告知被检者取坐位，考生面对被检者。考生一手拇指施压于一侧甲状软骨，将气管推向对侧。另一手示、中指在对侧胸锁乳突肌后缘向前推挤甲状腺，拇指在胸锁乳突肌前缘触诊。嘱被检者做吞咽动作，并随吞咽动作进行触诊。用同样方法检查另一侧甲状腺 2. 后触诊（检查者站在受检者后面） 告知被检者取坐位，考生站在其后，一手示、中指施压于一侧甲状软骨，将气管推向对侧。另一手拇指在对侧胸锁乳突肌后缘向前推挤甲状腺，示、中指在其前缘触诊甲状腺。检查过程中，嘱被检者做吞咽动作，重复检查。用同样方法检查另一侧甲状腺 3. 甲状腺峡部触诊 考生面对被检者，用拇指（或站在被检者后面用示指）自胸骨上切迹向上触摸，可触到气管前甲状腺组织，判断有无增厚。嘱被检者做吞咽动作	35	前触诊和后触诊二选一。检查手法不正确，扣25分。甲状腺峡部触诊10分，检查手法不正确，扣10分	
听诊	1. 部位 2. 杂音性质	10	未听诊，扣10分 听诊不正确，扣5分	
报告检查结果	甲状腺是否肿大、质地、对称性、表面光滑度、压痛、有无结节、有无震颤，听诊有无杂音	20	甲状腺肿大描述不全，每少1点扣2分	
职业素质	1. 着装（工作服）整洁，仪表举止大方，语言文明，体检认真细致，表现出良好的职业素质 2. 检查前能告知被检者。与被检者沟通时态度和蔼，体检中动作轻柔，能体现爱护被检者的意识。检查结束后能告知，有体现关爱被检者的动作	10	未体现职业素养，酌情扣分	
提问	1. 典型甲亢患者作甲状腺触诊会有什么发现? 2. 甲状腺听诊时，如听到低音调的连续性静脉“嗡嗡”音有何意义?	10	每题5分 回答问题不正确或不全面酌情扣分	
总计	—	100	—	

步骤七 自我反思

在完成情境模拟实践后，你需要完成一份反思报告（页数不够，可自行加页）。

反思报告内容应该包括，但不限于以下内容：

- 描述在刚才的实践过程中的某一印象深刻的事件，发生了什么?
- 这一事件发生的时候，你是什么感受？什么心情？怎么想的?
- 这一事件发生的时候，你采取了什么应对行动?
- 在这整个实践过程中，你认为做得好的方面有哪些？好的体验有哪些?

- 在这整个实践过程中，不足的方面有哪些？不好的体验有哪些？出现了什么问题/困难？
- 尝试分析为什么会出现这种好的体验或者问题/困难。
- 如果类似的事情再发生一次，你将会有哪些不同的做法？
- 你将采取哪些措施去改进和提升？去克服困难和解决问题？

情境模拟实践反思报告

签名：　　　　　　　日期：

（撰写：马从莎）

思维导图5

甲状腺功能亢进
问诊与检查

任务三

乳腺癌术前评估

实践任务

本期实践任务中，我们需要深入研究和分析与乳腺癌相关的临床案例。首先，将对乳房检查的内容和方法以及顺序进行全面的了解和整理，包括视诊、触诊等，并解释各项检查内容的临床意义。接着，将探索乳腺癌患者的表现，特别是为乳腺癌患者进行检查时，可能会有哪些异常体征。在此基础上，总结乳腺癌的主要体征特点，从而尝试得出乳腺癌疾病的护理诊断和术前评估。

任务目标

思政目标

培养学生的社会责任感和职业道德，在面对乳腺癌患者的健康问题时，不仅能够运用所学的知识和技能进行有效的处理，还能够以患者为中心，充分考虑到患者的身体和心理需求，尊重患者、关爱患者，保护患者隐私，同时具备良好的沟通能力、敬业精神和伦理道德，为患者提供全面、人性化的护理服务。

知识目标

1. 了解乳房的解剖特点。
2. 掌握乳房评估的基本方法、内容和意义。
3. 掌握乳腺癌视诊和触诊的重要体征。

技能目标

1. 能够运用所学知识对乳腺癌患者进行病史采集和体格检查。
2. 能够针对乳腺癌患者制定合理的护理方案。
3. 能够主动搜索和学习有关乳腺癌患者的护理措施。

素质目标

1. 培养临床思维能力，提高解决实际问题的能力。
2. 增强团队协作精神，提高沟通与组织协调能力。

步骤一 案例导入

患者，女，55岁。

【主诉】因“右侧乳房无痛性肿块6月”入院。

【病史】患者于今年2月底在洗澡时无意中发现右侧乳房有一“蚕豆”大小的肿块，当时无任何不适感，并未引起重视，至今年8月底，自觉肿块较前明显增大，约有“核桃”大小。曾在外院门诊用中西医结合治疗无效，肿块仍然逐渐增大，即来我院门诊。拍摄钼靶片提示：“右乳外上象限肿块疑有恶变”；B超提示：“右乳房均质性肿块，有恶变可能”。要求手术治疗而收住入院。自发病以来，患者无午后低热，无胸痛及咳嗽，无乳头溢液及血性分泌物，无腹痛、腹泻及便秘，无明显消瘦，食欲及睡眠尚好，大、小便正常。

【入院体格检查】T：36.2℃；P：75次/min；R：18次/min；BP：150/90mmHg。发育正常。营养中等，神志清醒，应答切题，检查合作。全身皮肤无黄染，弹性好，无水肿及紫癜。无肝掌及血管痣。右腋下可触及三枚肿大淋巴结，最大约1.5cm×1cm×1cm，质中，稍可活动，无触痛，边缘清，与皮肤及周围组织无粘连。颌下、颏下、锁骨上、右腋下及腹沟等处未触及肿大淋巴结。两肺呼吸清，未闻及干、湿啰音，心律齐，未闻及病理性杂音，腹平软，未及包块，无压痛及反跳痛，肝脾肋下未及，移动性浊音阴性。听诊肠鸣音正常。外生殖器未查。脊柱四肢无畸形，双下肢无水肿，四肢关节活动无障碍。神经系统检查无异常。

乳房视诊：右乳小于左乳，右乳外上象限略隆起，此处皮肤有轻度“橘皮样”改变，未见局限性凹陷。右乳头偏向右上方，未见乳头内陷，双乳无红肿、糜烂、皲裂及表浅静脉扩张。触诊：右乳外上象限可触及5cm×4cm×4cm大小的肿块，质偏硬，表面欠光滑，边界不清。与皮肤轻度粘连，活动欠佳，无压痛，左乳房未扪及明显包块。双乳头压之无溢液。右腋下可触及三枚肿大的淋巴结。最大的约1.5cm×1cm×1cm，质硬，无压痛，融合，活动尚可，边界清，表面欠光滑。左腋下及双侧锁骨上淋巴结不肿大。

【辅助检查】血常规：血红蛋白116g/L，白细胞计数9.3×10^9/L，中性粒细胞比例68%，淋巴细胞比例32%。尿常规：正常。粪便常规：正常。X射线检查：胸透及胸片未见异常。钼靶摄片：右乳外上象限肿块呈不规则状，中心区密较高，以恶变可能性大。B超：右乳外上象限均质性肿块，有恶变可能。肝脏无占位性病变。EKG：大致正常。

思考与讨论

- 乳房检查包括哪些内容？请简述具体顺序和方法。
- 该病人进行乳房检查时，已经出现了哪些异常体征？为什么？
- 在进行乳房检查时，应着重进行哪些检查？为什么？

步骤二 知识点回顾

乳腺癌是一种发生在乳腺组织的恶性肿瘤，是女性中最常见的癌症之一，也可能发生在男性身上，但较为罕见，约占所有乳腺癌病例的1%。乳腺癌的发病机制复杂，涉及多种因素，包括遗传、激素水平、生活方式等。

1. 乳腺癌的症状

乳腺癌的早期症状可能不明显，但随着病情发展，可能出现以下症状。

（1）乳房出现肿块或增厚，通常无疼痛。

（2）乳房大小、形状或外观出现变化。

（3）皮肤出现凹陷、发红、蚀损斑或其他变化。

（4）乳头外观或乳头周围皮肤（乳晕）出现变化。

（5）乳头出现异常或血性溢液。

2. 乳腺癌的类型

乳腺癌可以分为非浸润性和浸润性两大类。

（1）非浸润性乳腺癌（原位癌） 如导管原位癌（DCIS）和小叶原位癌（LCIS），这些病变局限在乳腺导管或小叶内，尚未侵犯周围组织。

（2）浸润性乳腺癌 癌细胞已经扩散到乳腺导管或小叶以外的组织，包括浸润性导管癌和浸润性小叶癌等。

3. 乳腺癌的治疗

乳腺癌的治疗通常包括手术治疗、放射治疗、化学治疗（化疗）、内分泌治疗和靶向治疗等方法。具体的治疗方案取决于癌症的类型、分期、患者的整体健康状况以及患者的个人选择。

（1）手术治疗 包括乳房肿瘤切除术（保留乳房的手术）和乳房切除术（全乳或部

分乳腺组织切除）。

（2）放射治疗　用于手术后，以减少癌症复发的风险。

（3）化疗　使用药物来杀死癌细胞，可以在手术前（新辅助化疗）或手术后（辅助化疗）进行。

（4）内分泌治疗　针对激素受体阳性的乳腺癌，使用药物来阻断激素对癌细胞的生长作用。

（5）靶向治疗　针对HER2阳性的乳腺癌，使用特定药物来阻断HER2信号通路，抑制癌细胞生长。

乳腺癌的预后取决于多种因素，包括癌症的分期、治疗的及时性和有效性以及患者的个人健康状况。早期发现和治疗对提高生存率至关重要。

拓展阅读12

乳房解剖生理

步骤三 乳房体格检查的方法

乳房体格检查是评估乳房健康状况的重要步骤，通常由医生或护士进行。以下是乳房体格检查的一般方法。

1. 视诊

（1）患者站立，双臂自然下垂，观察乳房的对称性、大小、形状，以及皮肤和乳头的外观。

（2）患者双手放在头后，观察乳房是否有凹陷、皮肤橘皮样改变或乳头内陷。

（3）患者双手用力下压，观察乳房是否有异常隆起或皮肤改变。

2. 触诊

（1）患者平躺，肩部下垫枕头，使乳房组织更均匀地分布在胸部。

（2）医生使用指腹（通常是示指、中指和无名指）进行触诊，而不是指尖，以避免错过肿块。

（3）从乳房外围开始，逐渐向乳头方向移动，检查整个乳房组织。

（4）检查乳房的上、下、内、外各个象限，以及腋窝和锁骨下区域的淋巴结。

（5）检查乳头和乳晕区域，注意是否有硬块、分泌物或异常变化。

3. 乳头挤压

轻轻挤压乳头，检查是否有异常分泌物，如血性、清亮或脓性液体。

4. 自我检查

（1）女性可以学习自我检查乳房的方法，通常建议每月进行一次，最好在月经结束后的一周内进行。

（2）自我检查的方法与医生的触诊类似，注意观察和触摸乳房的各个部位。

5. 辅助检查

如果在体格检查中发现异常，可能需要进一步的辅助检查，如乳腺超声、乳腺钼靶或磁共振成像（MRI）等。

6. 注意事项

（1）乳房检查应在安静、私密的环境中进行，以确保患者的舒适度。

（2）检查时应穿着合适的内衣，避免过紧或过松，以免影响检查结果。

（3）检查过程中，医生应保持专业和尊重，确保患者感到安心。

（4）如果发现任何异常，应及时就医，进行进一步的诊断和治疗。

乳房体格检查是早期发现乳腺癌的重要手段之一，但不能完全替代专业的影像学检查和病理检查。定期进行乳房检查，结合自我检查和专业医疗检查，有助于及时发现和处理乳房健康问题。

拓展阅读13

乳房检查

视频课程8

胸部体表标志

步骤四 问诊与体格检查的步骤设计

<table>
<tr><th colspan="5">题目：医疗诊断+主诉</th></tr>
<tr><td colspan="5">首先打开话题（包括自我介绍）</td></tr>
<tr><td rowspan="6">护理病史</td><td rowspan="6">现病史</td><td>1.</td><td>起病的情况与患病时间</td><td></td></tr>
<tr><td>2.</td><td>主要症状特点</td><td></td></tr>
<tr><td>3.</td><td>伴随症状</td><td></td></tr>
<tr><td>4.</td><td>病情的发展演变</td><td></td></tr>
<tr><td>5.</td><td>诊治经过</td><td></td></tr>
<tr><td>6.</td><td>病程中的一般情况</td><td></td></tr>
</table>

续表

题目：医疗诊断+主诉				
护理病史	既往史	1.	住院史	
		2.	手术史	
		3.	外伤史	
		4.	疾病史	
	个人史	1.	月经史（女性）、生育史、婚姻史等	
		2.	过敏史	
	家族史	1.	高血压	
		2.	糖尿病	
		3.	肿瘤等	
	日常生活	1.	饮食：有无偏食与嗜好	
		2.	休息与睡眠	
		3.	排泄：大小便情况	
		4.	自我情况与保健措施	
		5.	嗜好：烟酒	
	心理和社会状况	1.	精神状态	
		2.	对疾病的认识	
		3.	心理：这次患病有无担心及害怕	
		4.	性格及社交能力	
		5.	家庭关系	
		6.	经济状况	
体格检查	—	1.	生命体征	
		2.	身高体重	
		3.	一般情况	站在病人的右侧
		4.	头颈—胸—肺—心—腹—脊柱、四肢、生殖系统—神经系统（根据案例实际情况选择合适的检查）	动作轻柔、精确规范、系统全面、突出重点
		5.	其他	按程序进行、体现爱伤观念

续表

题目：医疗诊断+主诉	
护理诊断	
护理目标	
护理措施	
要求：症状及发病经过评估完整；问诊思路清晰，语言通俗易懂；体检顺序正确、完整；体检手法正确；沟通流畅	

步骤五　实践前自我分析

目标	具体内容	达成情况
思政目标	设计过程中，我是否以患者为中心	
	设计过程中，我是否考虑了患者的身体和心理需求	
	设计过程中，我是否考虑了为病人提供怎样的全面、人性化的医疗服务	
知识目标	设计过程中，我是否已经掌握了乳房相关的解剖特点	
	设计过程中，我是否已经全面掌握了乳房体格检查的基本方法、内容和意义	
	设计过程中，我是否已经清楚有关乳房视诊和触诊的重要体征	
	设计过程中，我是否已经掌握了问诊的要点，并且思考了合适的话术和问诊技巧	
技能目标	我觉得我能够运用所学知识对乳房疾病患者进行病史采集和病情评估	
	我觉得我能够针对乳腺癌患者制定合理的护理方案	
	我觉得我能够主动搜索和学习有关乳腺癌患者的护理措施	
素质目标	设计过程中，遇到困难后，我会积极思考，并尝试通过网络、课本等资源解决问题	
	设计过程中，我会主动和同学、老师进行有效沟通	
	设计过程中，我会主动为他人提供帮助，共同成长	

步骤六 体格检查实施（情境模拟）

根据课堂实际安排进行情境模拟实践。

考核项目	评分标准	最大分值	实际得分
收集病史	1. 打招呼、微笑、自我介绍	4	
	2. 病史采集过程组织合理，没有突然跳转话题	5	
	3. 问诊清晰明确，容易回答	5	
	4. 合理使用开放性和封闭性问题	4	
	5. 无诱导性提问、诘难性提问及连续性提问	5	
	6. 引证核实病人提供的信息，确认所采集的病史	5	
	7. 问诊过程中有小结	5	
沟通交流	1. 注意聆听，不要轻易打断病人的讲话	5	
	2. 避免使用复杂难懂的医学术语	5	
	3. 适当停顿，给患者思考或提问的时间	5	
	4. 不出现难堪的停顿	5	
	5. 按问诊逻辑顺序系统提问	5	
	6. 问诊中有过渡语言和结束语	5	
	7. 适当的非语言技巧（目光交流、肢体语言等）	5	
	8. 问诊过程中，注意手部卫生，未碰触自身头部和制服等	5	
人文素质	1. 仪表、仪容、职业着装	4	
	2. 走姿、站姿等举止得体	4	
	3. 友好的眼神，大方的肢体语言	4	
人文关怀	1. 尊重病人、保护隐私、同情和安慰	5	
	2. 恰当回应，给予病人赞扬性肯定或鼓励	5	
	3. 有同情心、同理心，使患者感到温暖	5	
合计		100	
教师意见：			

乳房检查评分表

项目	内容	分值	扣分标准	得分
检查前准备	被检者体位：坐位或仰卧位 检查者站位：站在被检者前面或右侧	5	被检者体位和检查者站位不正确，扣5分	
视诊	1. 光线充足，被检查者前胸暴露充分 2. 一般观察：双侧乳房的大小、位置、外形、对称性 3. 乳头：双侧乳头大小、位置、对称、有无回缩及分泌物 4. 乳房皮肤：有无红肿、下陷、溃疡、皮疹、瘢痕和色素沉着	10	每少1项，扣2.5分	
触诊	1. 被检查者取坐位，先两臂下垂，然后两臂高举过头或两手叉腰再进行检查 2. 检查顺序和手法：先触诊健侧乳房，再触诊患侧。检查者以并拢的手指掌面略施压力，以旋转或来回滑动方式进行触诊，按外上、外下、内下、内上、乳头的顺序滑动触诊；然后检查腋窝和锁骨上窝淋巴结 3. 乳房肿块检查内容：部位、形态、大小、质地、活动度、压痛、边界、粘连 4. 局部淋巴结检查：顺序和手法。肿大淋巴结的检查内容：位置、大小、数目、硬度、移动度、压痛	45	乳房触诊：检查顺序不正确，扣10分；检查手法不正确扣25分；乳房肿块检查内容缺一项，扣2分 淋巴结触诊：检查手法不正确扣5分，肿大的淋巴结检查内容缺一项，扣2分	
报告检查结果	1. 乳房是否有肿块、部位、形态、大小、质地、活动度、压痛、边界、粘连 2. 有无肿大的局部淋巴结、位置、大小、数目、硬度、移动度、压痛	20	描述不全，每少1点扣2分	
职业素质	1. 着装（工作服）整洁，仪表举止大方，语言文明，体检认真细致，表现出良好的职业素质 2. 检查前和检查中注意与被检者沟通，态度和蔼，注意保护被检者隐私，体检中动作轻柔，能体现爱护被检者的意识。检查结束后能告知，有体现关爱被检者的动作	10	未体现职业素养，酌情扣分	
提问	1. 乳房触诊时必须注意什么物理征象？ 2. 乳房视诊检查的内容有哪些？	10	每题5分 回答问题不正确或不全面酌情扣分	
总计	—	100	—	

步骤七　自我反思

在完成情境模拟实践后，你需要完成一份反思报告（页数不够，可自行加页）。

反思报告内容应该包括，但不限于以下内容：

- 描述在刚才的实践过程中的某一印象深刻的事件，发生了什么？
- 这一事件发生的时候，你是什么感受？什么心情？怎么想的？
- 这一事件发生的时候，你采取了什么应对行动？
- 在这整个实践过程中，你认为做得好的方面有哪些？好的体验有哪些？

- 在这整个实践过程中，不足的方面有哪些？不好的体验有哪些？出现了什么问题/困难？
- 尝试分析为什么会出现这种好的体验或者问题/困难。
- 如果类似的事情再发生一次，你将会有哪些不同的做法？
- 你将采取哪些措施去改进和提升？去克服困难和解决问题？

情境模拟实践反思报告

签名：　　　　日期：

（撰写：马从莎、周悦）

任务四

急性阑尾炎术前评估

实践任务

本期实践任务中，我们需要深入研究和分析与急性阑尾炎相关的临床案例。急性阑尾炎术前评估主要包括采集病史、进行体格检查、实验室检查、影像学检查、风险评估及心理社会评估，目的是确认诊断、评估手术风险、患者准备并预防并发症，确保手术安全和成功。这涉及了解症状、体检寻找腹痛特征、血液检查、使用超声或CT扫描辅助诊断、评估患者整体健康状态及手术风险，并做好患者的心理支持与术前准备。

任务目标

思政目标

培养学生以患者为中心的服务意识，尊重患者权利，确保评估过程中的沟通充满同情与尊重，增强患者及家属的信任与合作，通过有效沟通技巧，确保患者充分理解急性阑尾炎手术相关信息，维护其知情同意的权利，体现医学伦理与人文关怀。

知识目标

1. 了解急性阑尾炎相关生理、病理知识。
2. 掌握急性阑尾炎的临床表现、病理生理及鉴别诊断要点。
3. 学习术前评估所需的各种实验室检查、影像学检查的意义及解读方法。

技能目标

1. 能够运用所学知识对急性阑尾炎患者进行病史采集和病情评估。

2. 能够针对急性阑尾炎患者制定合理的护理方案。

3. 能够制定合理的术前护理评估方案，确保患者处于最佳手术状态。

素质目标

1. 培养临床思维能力，提高解决实际问题的能力。

2. 培养快速识别应对术前可能出现的紧急状况的能力，如阑尾穿孔、脓肿形成等，确保患者安全。

3. 增强团队协作精神，加强与其他医疗专业人员的沟通与协作，共同参与决策，确保患者得到全面而连续的照护。

步骤一 案例导入

患者，男，17岁。

【主诉】因“右下腹持续性疼痛伴恶心、呕吐1天”于2023年7月22日入院。

【病史】患者于1天前（2023年7月21日）无明显诱因出现右下腹持续性疼痛，疼痛最初位于上腹或脐周，逐渐转移至右下腹，疼痛性质为钝痛或隐痛，活动时加重，休息时不缓解。患者同时出现恶心、呕吐，呕吐物为胃内容物，无胆汁或血液。患者自述近期无饮食改变等明显诱因，无发热，无腹泻或便秘。既往无类似腹痛病史，无慢性疾病，无过敏史，无手术史。无吸烟史、饮酒史，无药物滥用史。家族中无类似疾病史，无遗传性疾病。

【入院体格检查】T：37.8℃；P：92次/min；R：18次/min；BP：120/80 mmHg。患者神志清楚，精神稍差，痛苦面容。腹部检查：①视诊：腹部外形无异常，未见明显肿胀或疤痕。②触诊：右下腹压痛明显，反跳痛阳性（Blumberg征阳性），麦氏点（McBurney点）压痛明显。腹肌紧张，板状腹。无肝脾肿大，无明显肿块。③叩诊：右下腹叩痛，腹部无移动性浊音。④听诊：肠鸣音减弱或消失。根据主诉、病史、体格检查及辅助检查结果，初步诊断为急性阑尾炎。建议尽早行手术治疗（阑尾切除术），以避免病情进一步恶化。

【辅助检查】血常规检查：白细胞计数15.30×10^9/L (增高)，中性粒细胞比例85%（增高），血红蛋白120g/L，血小板计数220×10^9/L。尿常规、粪便常规正常。肝功能：总胆红素12.6μmol/L，直接胆红素3.2μmol/L，清蛋白42g/L，球蛋白30g/L，碱性磷酸酶98μ/L。红细胞沉降率15mm/h（轻度增高）；C-反应蛋白120mg/L（增高）。影像学检查：腹部超声可见阑尾增厚、扩张，阑尾腔内可见积液，周围脂肪组织回声减弱。腹部CT可见阑尾肿大，壁增厚，周围脂肪间隙模糊。

思考与讨论

- 患者的主要症状是什么？
- 症状的起始时间和进展情况如何？
- 患者的生命体征（体温、脉搏、呼吸、血压）如何？
- 腹部检查发现哪些异常（如肌紧张、反跳痛、压痛）？
- 阑尾炎的典型体征有哪些？
- 患者是否有腹部肿块或腹部膨胀？

步骤二 知识点回顾

急性阑尾炎指的是阑尾因多种因素导致的突发性炎症。其最普遍的成因是阑尾内部发生阻塞，可由粪石、肿瘤或异物引起。其他可能的原因包括感染、寄生虫侵扰以及阑尾壁的损伤等。阻塞导致阑尾内部压力升高，进而影响血流，使得细菌得以繁殖，最终引发炎症。急性阑尾炎可分为几种类型：单纯性（仅涉及黏膜和黏膜下层的炎症）、化脓性（涉及全层炎症并伴有脓肿形成）以及坏疽性（阑尾壁发生坏死）。典型的临床表现包括转移性右下腹痛（起始于脐周并逐渐移至右下腹）、恶心、呕吐、食欲减退和发热。体检时可发现右下腹压痛（通常在麦氏点，位于脐与右髂前上棘连线的中外三分之一处）、反跳痛、肌紧张，有时可出现腹部膨胀。治疗急性阑尾炎的主要手段是阑尾切除术，该手术可在开放或腹腔镜下进行。在某些特定情况下，如阑尾周围脓肿形成，可能需先行抗生素治疗，待炎症缓解后再进行手术治疗。

拓展阅读14

急性阑尾炎

步骤三 急性阑尾炎体格检查的方法

体格检查是诊断急性阑尾炎的重要步骤，但需要结合病史、实验室检查和影像学检查结果综合判断。在进行体格检查时，应轻柔、细致，避免给患者带来额外的痛苦。以下是进行急性阑尾炎体格检查的步骤和方法。

1. 观察

观察患者的一般状况，是否有痛苦表情、步态、姿势等。观察腹部是否有膨胀、皮肤颜色变化或瘢痕。

2. 触诊

让患者采取仰卧位，双腿稍弯曲，放松腹部肌肉。从远离疼痛区域的腹部开始，逐渐向疼痛区域移动，以减少患者的防御反应。检查腹部是否有压痛、反跳痛和肌紧张。在急性阑尾炎中，通常在右下腹的麦氏点处有压痛。检查是否有腹部肿块或异常包块。

3. 叩诊

叩诊腹部，检查是否有叩击痛或腹部膨胀。在急性阑尾炎中，叩诊通常是正常的，除非阑尾炎已经穿孔并引起腹膜炎。

4. 听诊

听诊腹部，检查肠鸣音是否正常。在急性阑尾炎的早期，肠鸣音可能正常或减少，随着病情进展，肠鸣音可能减弱或消失。

拓展阅读15

急性阑尾炎体格检查

视频课程9

腹部触诊

步骤四 问诊与体格检查的步骤设计

<table>
<tr><th colspan="5">题目：医疗诊断+主诉</th></tr>
<tr><td colspan="5">首先打开话题（包括自我介绍）</td></tr>
<tr><td rowspan="6">护理病史</td><td rowspan="6">现病史</td><td>1.</td><td>起病的情况与患病时间</td><td></td></tr>
<tr><td>2.</td><td>主要症状特点</td><td></td></tr>
<tr><td>3.</td><td>伴随症状</td><td></td></tr>
<tr><td>4.</td><td>病情的发展演变</td><td></td></tr>
<tr><td>5.</td><td>诊治经过</td><td></td></tr>
<tr><td>6.</td><td>病程中的一般情况</td><td></td></tr>
</table>

续表

题目：医疗诊断+主诉				
护理病史	既往史	1.	住院史	
		2.	手术史	
		3.	外伤史	
		4.	疾病史	
	个人史	1.	月经史（女性）、生育史、婚姻史等	
		2.	过敏史	
	家族史	1.	高血压	
		2.	糖尿病	
		3.	肿瘤等	
	日常生活	1.	饮食：有无偏食与嗜好	
		2.	休息与睡眠	
		3.	排泄：大小便情况	
		4.	自我情况与保健措施	
		5.	嗜好：烟酒	
	心理和社会状况	1.	精神状态	
		2.	对疾病的认识	
		3.	心理：这次患病有无担心及害怕	
		4.	性格及社交能力	
		5.	家庭关系	
		6.	经济状况	
体格检查	一	1.	生命体征	
		2.	身高体重	
		3.	一般情况	站在病人的右侧
		4.	头颈—胸—肺—心—腹—脊柱、四肢、生殖系统—神经系统（根据案例实际情况选择合适的检查）	动作轻柔、精确规范、系统全面、突出重点
		5.	其他	按程序进行、体现爱伤观念

续表

题目：医疗诊断+主诉	
护理诊断	
护理目标	
护理措施	
要求：症状及发病经过评估完整；问诊思路清晰，语言通俗易懂；体检顺序正确、完整；体检手法正确；沟通流畅	

步骤五 实践前自我分析

目标	具体内容	达成情况
思政目标	设计过程中，我是否以患者为中心	
	设计过程中，我是否考虑了患者及家属的信任与合作	
	设计过程中，我是否考虑了为病人提供怎样的全面、人性化的医疗服务	
知识目标	设计过程中，我是否已经全面掌握了急性阑尾炎相关生理、病理知识	
	设计过程中，我是否已经掌握了急性阑尾炎的临床表现、病理生理及鉴别诊断要点	
	设计过程中，我是否已经清楚术前评估所需的各种实验室检查、影像学检查的意义及解读方法	
	设计过程中，我是否已经掌握了问诊的要点，并且思考了合适的话术和问诊技巧	
技能目标	我觉得我能够运用所学知识对急性阑尾炎患者进行病史采集和病情评估	
	我觉得我能够针对急性阑尾炎患者制定合理的护理方案	
	我觉得我能够制定合理的术前护理评估方案，确保患者处于最佳手术状态	
素质目标	设计过程中，遇到困难后，我会积极思考，并尝试通过网络、课本等资源解决问题	
	设计过程中，我会主动和同学、老师进行有效沟通	
	设计过程中，我会主动为他人提供帮助，共同成长	

步骤六 体格检查实施（情境模拟）

根据课堂实际安排进行情境模拟实践。

问诊部分评分表

考核项目	评分标准	最大分值	实际得分
收集病史	1. 打招呼、微笑、自我介绍	4	
	2. 病史采集过程组织合理，没有突然跳转话题	5	
	3. 问诊清晰明确，容易回答	5	
	4. 合理使用开放性和封闭性问题	4	
	5. 无诱导性提问、诘难性提问及连续性提问	5	
	6. 引证核实病人提供的信息，确认所采集的病史	5	
	7. 问诊过程中有小结	5	
沟通交流	1. 注意聆听，不要轻易打断病人的讲话	5	
	2. 避免使用复杂难懂的医学术语	5	
	3. 适当停顿，给患者思考或提问的时间	5	
	4. 不出现难堪的停顿	5	
	5. 按问诊逻辑顺序系统提问	5	
	6. 问诊中有过渡语言和结束语	5	
	7. 适当的非语言技巧（目光交流、肢体语言等）	5	
	8. 问诊过程中，注意手部卫生，未碰触自身头部和制服等	5	
人文素质	1. 仪表、仪容、职业着装	4	
	2. 走姿、站姿等举止得体	4	
	3. 友好的眼神，大方的肢体语言	4	
人文关怀	1. 尊重病人、保护隐私、同情和安慰	5	
	2. 恰当回应，给予病人赞扬性肯定或鼓励	5	
	3. 有同情心、同理心，使患者感到温暖	5	
合计		100	
教师意见：			

急性阑尾炎术前评估检查评分表

项目	内容	分值	扣分标准	得分
视诊	1. 腹部外形观察（是否有异常的膨隆、凹陷或其他形状改变） 2. 腹壁皮肤检查（腹壁是否有红斑、瘀斑、皮疹、瘢痕或疝气等情况） 3. 患者呼吸模式	15	每少1项，扣5分	
触诊	1. 腹壁紧张度 2. 右下腹压痛（麦氏点） 3. 反跳痛 4. 肌紧张与板状腹 5. 特殊实验（结肠充气实验、腰大肌实验等）	20	检查手法或者描述的方法不正确，每项扣5分	
听诊	1. 部位 2. 肠鸣音的评估	10	未听诊，扣5分 听诊不正确，扣5分	
叩诊	检查腹部有无腹水、气胀或其他异常音响	5	叩诊不正确扣5分	
急性阑尾炎症状的描述	腹痛（位置）、发热、胃肠道症状、压痛、反跳痛、腹肌紧张、其他症状	5	急性阑尾炎症状描述不全，每少1点扣2分	
急性阑尾炎的体征	1. 右下腹固定压痛 2. 腹膜刺激征 3. 体温测量 4. 恶心呕吐 5. 压迫左下腹部，引起右下腹痛加剧	25	每少1项扣2分， 每项操作不正确扣3分	
提问	1. 若需确诊“急性阑尾炎”还应做哪些检查来明确诊断 2. 术前应该做好哪些护理措施	10	每题5分， 回答问题不正确或不全面酌情扣分	
结果判断	1. 定位诊断 2. 初步定性诊断	10	—	
总计	—	100	—	

步骤七 自我反思

在完成情境模拟实践后，你需要完成一份反思报告（页数不够，可自行加页）。反思报告内容应该包括，但不限于以下内容：

- 描述在刚才的实践过程中的某一印象深刻的事件，发生了什么？
- 这一事件发生的时候，你是什么感受？什么心情？怎么想的？
- 这一事件发生的时候，你采取了什么应对行动？
- 在这整个实践过程中，你认为做得好的方面有哪些？好的体验有哪些？
- 在这整个实践过程中，不足的方面有哪些？不好的体验有哪些？出现了什么问题/困难？

- 尝试分析为什么会出现这种好的体验或者问题/困难。
- 如果类似的事情再发生一次，你将会有哪些不同的做法？
- 你将采取哪些措施去改进和提升？去克服困难和解决问题？

情境模拟实践反思报告

签名：　　　　　　日期：

（撰写：洪平、周悦）

思维导图6

急性阑尾炎术前评估

任务五

脑卒中

实践任务

本期实践任务中，我们需要深入研究和分析与脑卒中相关的临床案例。首先，将对脑卒中检查的重点内容和方法进行全面的了解和整理，并解释各项检查内容的临床意义。接着，将探索脑卒中可能会有哪些异常体征，明确脑卒中的诊断线索。在此基础上，讨论脑卒中早期诊断的重要性。

任务目标

思政目标

培养学生的社会责任感和职业道德，在面对脑卒中患者的健康问题时，不仅能够运用所学的知识和技能进行有效的处理，还能够以患者为中心，充分考虑到患者的身体和心理需求，尊重患者、关爱患者，保护患者隐私，同时具备良好的沟通能力、敬业精神和伦理道德，为患者提供全面、人性化的护理服务。

知识目标

1. 了解神经系统的解剖特点。
2. 掌握神经系统评估的基本方法、内容和意义。
3. 掌握脑卒中检查的重要体征。

技能目标

1. 能够运用所学知识对脑卒中患者进行病史采集和体格检查。

2. 能够针对脑卒中患者制定合理的护理方案。

3. 能够主动搜索和学习有关脑卒中患者的护理措施。

素质目标

1. 培养临床思维能力，提高解决实际问题的能力。

2. 增强团队协作精神，提高沟通与组织协调能力。

步骤一 案例导入

患者，男，48岁。

【主诉】因“右侧肢体活动障碍伴左侧肢体肌张力增高5月余”入院。

【病史】患者于2022年12月15日22点时突然跌坐地上，不能自行爬起，无恶心呕吐，无意识障碍，无口角歪斜，言语不清。家人急送至当地医院。急查头颅CT示：左侧额颞顶叶脑出血。给予脱水降颅压等对症处理，此过程中患者逐步展现意识不清。于次日凌晨患者颅内出血持续增多，遂于全麻下行去骨瓣血肿除掉术。术后3天患者展现自主睁眼，在 ICU内住院6天后转入某三甲医院继续治疗，术后20天赋予康复治疗。先后在当地多家医院住院，给予抗癫痫、控制血压、改善脑代谢、促进神经修复治疗。因肺部感染予抗感染化痰治疗，目前感染稍控制。为求进一步治疗，特来我院，门诊以“脑出血术后”收治入院。患者自发病以来，夜间睡眠差，饮食可，留置胃管，鼻饲饮食。大小便失禁。体重无明显下降。

【入院体格检查】T：36.5℃；P：70次/min；R：20次/min；BP：126/88mmHg。发育正常。营养中等，推入病房，被动体位。查体不合作，气管切开已封管，呼吸平稳。全身皮肤黏膜无黄染，未见皮肤瘀点瘀斑，压疮（–）。全身浅表淋巴结未见肿大。头颅左侧颞骨缺损。眼结膜无苍白、出血、充血、水肿，双侧巩膜无黄染，双侧瞳孔直径4mm，对光反射存在。 廓正常，乳突无压痛。伸舌不配合。气管居中，颈静脉无充盈，颈动脉无异常搏动，肝颈静脉回流征（–），甲状腺未触及肿大及结节，血管无杂音。胸廓对称，无畸形，胸骨无压痛，无皮下气肿。双肺呼吸运动对称，双侧语颤正常、对称，未触及胸膜摩擦感，双肺叩诊清音，双肺下界正常、对称。双肺呼吸音粗，可闻及明显湿啰音。心前区未见异常隆起，心尖搏动位于第Ⅴ肋间左锁骨中线外0.5cm处，心尖搏动无抬举感，各瓣膜区未触及震颤，心率70次/min，律齐，各瓣膜听诊区未闻及病理性杂音，未闻及额外心音，未闻及心包摩擦音。全腹平坦，未见局部隆起、凹陷，腹式呼吸，未见胃肠蠕动波，未见肠型，未见腹壁静脉曲张，腹软，无压痛和反跳痛，未扪及包块，肝脾肋下未扪及，Murphy征（–），叩诊呈鼓音，移动性浊音（–），无肝区叩击痛，双肾区无叩痛，肠鸣音3～4次/min，无金属音及气过水声。

生殖器正常生理外观。肛周无脓肿、瘘管和窦道，未行直肠指检。

专科检查：患者自主睁眼，神志淡漠，偶有发音，推入病房，被动体位，查体不合作。左侧颅骨缺损，左侧头皮可见一长约15cm的陈旧性手术疤痕。颈软，气管居中，气管切开已封管，伤口愈合好。双侧瞳孔等大等圆，直径4mm，对光反射存在。伸舌不合作。双侧咽反射减弱，悬雍垂抬举差。被动关节活动度（PROM）左侧肩关节前屈100度，外展90度，内旋外旋正常，超过该角度患者出现疼痛，VAS评分：4分。左侧上肢、手可自主活动，右侧上肢偶有屈肘、伸肘活动，右侧肩关节间隙增宽约1横指。左侧肘关节屈肘肌张力增高，Ashworth：2级。左手尺侧三指掌指关节、近指关节、远指关节屈指畸形，左膝关节屈膝肌张力增高，Ashworth：2级。左踝关节跖屈畸形。右侧肢体软瘫。左侧腱反射减弱，右侧膝反射、跟腱反射（+）。双侧掌颌反射（-），双侧Hoffmann征（+），双侧巴氏征（+）。Barthel指数 0分，极严重功能缺陷。

【辅助检查】

头颅CT：左侧额颞顶叶及基底节区术后改变，部分脑组织软化，伴左侧额颞顶叶脑膜脑膨出，右侧基底节区软化症。

外院头颅MRI：①左侧额颞顶脑软化灶，左侧半卵圆区斑点状异常信号；②双侧半卵圆区及基底节区缺血灶；③脑血管MRI未见异常。

外院胸部CT：①两肺散在炎症改变；②双侧少量胸腔积液；③右侧肾上腺区结节；④气管前腔静脉后淋巴结肿大。

思考与讨论

- 该病人神经系统检查的重点是什么？
- 体格检查中，该病人已经出现了哪些异常体征？
- 如何确定病人四肢的肌力状况？
- 该病人可能的护理诊断有哪些？

步骤二 知识点回顾

脑卒中，亦称中风，是一种严重的医疗紧急状况，涉及脑部血液循环的骤然停滞或出血。缺血性脑卒中由脑血管阻塞引发，构成了脑卒中病例的主体。出血性脑卒中由脑血管破裂造成，包括脑内出血和蛛网膜下腔出血。

症状识别：迅速辨识脑卒中的症状至关重要，通常依据“FAST”原则进行。

面部（face）：面部一侧出现下垂或微笑时面部不对称。

手臂（arms）：一侧手臂出现无力或无法举起。

言语（speech）：言语表达不清或难以理解。

时间（time）：一旦观察到上述症状，应立即寻求紧急医疗援助。

掌握这些信息有助于增强对脑卒中的认识，及时发现症状，采取恰当的治疗和护理措施，并预防脑卒中的发生。

拓展阅读16

神经系统解剖

步骤三　神经系统体格检查的内容和方法

神经系统体格检查是评估患者神经系统功能的关键手段，其内容和方法主要包括以下几点。

1. 一般检查

（1）意识状态　对患者的清醒程度进行评估，涵盖嗜睡、昏睡以及昏迷等不同阶段。

（2）精神状态　对患者的理解力、计算力、定向力、判断力及注意力等进行评估。

（3）脑膜刺激征　通过屈颈试验、克氏征和布氏征等方法，检测脑膜及神经根是否受到刺激。

2. 脑神经检查

（1）嗅神经　通过让患者闭目闻不同气味的方式，检查嗅觉功能。

（2）视神经　检查视力、视野以及眼底情况。

（3）动眼、滑车和外展神经　检查眼球运动、瞳孔大小及对光反应。

（4）三叉神经　检查咀嚼肌运动、面部感觉以及角膜反射。

（5）面神经　检查面部肌肉运动和味觉。

（6）位听神经　检查听力和平衡功能。

（7）舌咽神经及迷走神经　检查吞咽、发音和味觉。

（8）副神经　检查肩部运动和转颈能力。

（9）舌下神经　检查舌肌运动。

3. 运动系统检查

（1）肌力　通过六级分法记录，评估肌肉收缩力量。

（2）肌张力　评估肌肉在运动中的紧张程度。

（3）肌容积　观察肌肉的体积和营养状况。

（4）共济运动　通过指鼻试验、快速轮替试验、跟膝胫试验等方法检查协调性。

（5）不自主运动　观察患者是否有震颤、舞蹈症等不自主动作。

（6）姿势和步态　评估患者在坐位、站立和行走时的平衡和协调性。

4. 感觉系统检查

（1）浅感觉　检查痛觉、触觉和温度觉。

（2）深感觉　检查运动觉、位置觉、振动觉和压觉。

（3）复合（皮质）感觉　检查定位觉、两点辨别觉、图形觉、实体觉和重量觉。

5. 反射检查

（1）深反射　如肱二头肌反射、膝反射和踝反射。

（2）浅反射　如腹壁反射、提睾反射和跖反射。

（3）病理反射　如巴宾斯基征和其他等位征。

6. 自主神经功能检查

（1）一般检查　检查皮肤黏膜、毛发和指甲、出汗等情况。

（2）内脏及括约肌功能　评估膀胱和肠道功能。

（3）自主神经反射　如竖毛试验、皮肤划纹试验和卧立位试验。

通过这些检查方法，医生能够对患者的神经系统功能进行评估，确定病变部位，并为后续的诊断和治疗提供关键信息。

拓展阅读17

神经系统体格检查的内容和方法

步骤四　问诊与体格检查的步骤设计

<table>
<tr><th colspan="5">题目：医疗诊断+主诉</th></tr>
<tr><td colspan="5">首先打开话题（包括自我介绍）</td></tr>
<tr><td rowspan="6">护理病史</td><td rowspan="6">现病史</td><td>1.</td><td>起病的情况与患病时间</td><td></td></tr>
<tr><td>2.</td><td>主要症状特点</td><td></td></tr>
<tr><td>3.</td><td>伴随症状</td><td></td></tr>
<tr><td>4.</td><td>病情的发展演变</td><td></td></tr>
<tr><td>5.</td><td>诊治经过</td><td></td></tr>
<tr><td>6.</td><td>病程中的一般情况</td><td></td></tr>
</table>

续表

题目：医疗诊断+主诉				
护理病史	既往史	1.	住院史	
		2.	手术史	
		3.	外伤史	
		4.	疾病史	
	个人史	1.	月经史（女性）、生育史、婚姻史等	
		2.	过敏史	
	家族史	1.	高血压	
		2.	糖尿病	
		3.	肿瘤等	
	日常生活	1.	饮食：有无偏食与嗜好	
		2.	休息与睡眠	
		3.	排泄：大小便情况	
		4.	自我情况与保健措施	
		5.	嗜好：烟酒	
	心理和社会状况	1.	精神状态	
		2.	对疾病的认识	
		3.	心理：这次患病有无担心及害怕	
		4.	性格及社交能力	
		5.	家庭关系	
		6.	经济状况	
体格检查	—	1.	生命体征	
		2.	身高体重	
		3.	一般情况	站在病人的右侧
		4.	头颈—胸—肺—心—腹—脊柱、四肢、生殖系统—神经系统（根据案例实际情况选择合适的检查）	动作轻柔、精确规范、系统全面、突出重点
		5.	其他	按程序进行、体现爱伤观念

续表

题目：医疗诊断+主诉	
护理诊断	
护理目标	
护理措施	
要求：症状及发病经过评估完整；问诊思路清晰，语言通俗易懂；体检顺序正确、完整；体检手法正确；沟通流畅	

步骤五 实践前自我分析

目标	具体内容	达成情况
思政目标	设计过程中，我是否以患者为中心	
	设计过程中，我是否考虑了患者的身体和心理需求	
	设计过程中，我是否考虑了为病人提供怎样的全面、人性化的医疗服务	
知识目标	设计过程中，我是否已经掌握了神经系统的解剖特点	
	设计过程中，我是否已经全面掌握了神经系统体格检查的基本方法、内容和意义	
	设计过程中，我是否已经清楚有关脑卒中的重要体征	
	设计过程中，我是否已经掌握了问诊的要点，并且思考了合适的话术和问诊技巧	
技能目标	我觉得我能够运用所学知识对脑卒中患者进行病史采集和病情评估	
	我觉得我能够针对脑卒中患者制定合理的护理方案	
	我觉得我能够主动搜索和学习有关脑卒中患者的护理措施	
素质目标	设计过程中，遇到困难后，我会积极思考，并尝试通过网络、课本等资源解决问题	
	设计过程中，我会主动和同学、老师进行有效沟通	
	设计过程中，我会主动为他人提供帮助，共同成长	

步骤六 体格检查实施（情境模拟）

根据课堂实际安排进行情境模拟实践。

考核项目	评分标准	最大分值	实际得分
收集病史	1. 打招呼、微笑、自我介绍	4	
	2. 病史采集过程组织合理，没有突然跳转话题	5	
	3. 问诊清晰明确，容易回答	5	
	4. 合理使用开放性和封闭性问题	4	
	5. 无诱导性提问、诘难性提问及连续性提问	5	
	6. 引证核实病人提供的信息，确认所采集的病史	5	
	7. 问诊过程中有小结	5	
沟通交流	1. 注意聆听，不要轻易打断病人的讲话	5	
	2. 避免使用复杂难懂的医学术语	5	
	3. 适当停顿，给患者思考或提问的时间	5	
	4. 不出现难堪的停顿	5	
	5. 按问诊逻辑顺序系统提问	5	
	6. 问诊中有过渡语言和结束语	5	
	7. 适当的非语言技巧（目光交流、肢体语言等）	5	
	8. 问诊过程中，注意手部卫生，未碰触自身头部和制服等	5	
人文素质	1. 仪表、仪容、职业着装	4	
	2. 走姿、站姿等举止得体	4	
	3. 友好的眼神，大方的肢体语言	4	
人文关怀	1. 尊重病人、保护隐私、同情和安慰	5	
	2. 恰当回应，给予病人赞扬性肯定或鼓励	5	
	3. 有同情心、同理心，使患者感到温暖	5	
合计		100	

教师意见：

神经系统检查操作考核评分表

项目	内容	分值	得分
检查前准备	1. 仪表端庄，着装整洁，站于被检查者右侧 2. 被检查者体位正确 3. 自我介绍：告知检查目的、内容，消除顾虑，取得同意和配合 4. 准备查体物品（听诊器、叩诊锤、手电筒、棉签等） 5. 手部卫生	5	
一般检查	1. 意识状态 2. 发育及体型 3. 营养状态 4. 面容与表情 5. 语言、语调、语态和构音 6. 姿势与步态 7. 认知功能检查：记忆力、计算力、定向力检查	10	
脑神经检查	1. 嗅神经 2. 视神经：视力、视野、眼底 3. 动眼神经、滑车神经、展神经：外观、眼球运动、瞳孔 4. 三叉神经：面部感觉、咀嚼肌运动、角膜反射 5. 面神经 6. 前庭蜗神经：听力 7. 舌咽神经、迷走神经：咽部感觉和运动、咽反射、舌后1/3味觉 8. 副神经：向对侧转颈和同侧耸肩 9. 舌下神经：伸舌有无偏斜、舌肌萎缩	20	
肌力检查	嘱被检查者做肢体屈伸动作，检查者从相反方向给予阻力，测试被检者对抗阻力的克服力量，两侧肢体对比	20	
共济运动检查	1. 指鼻试验 2. 跟膝胫试验 3. 轮替试验 4. 闭目难立征	4	
感觉功能检查	1. 浅感觉：痛觉、触觉、温度觉 2. 深感觉：运动觉、位置觉、振动觉 3. 复合感觉：定位觉、两点辨别觉、图形觉、实体觉	10	
反射检查	1. 深反射：膝跳反射 2. 浅反射：角膜反射 3. 病理反射：巴宾斯基征 4. 脑膜刺激征：颈强直、布鲁金斯征、凯尔尼格征	15	
职业素质	1. 仪表举止大方，语言文明，体检认真细致，表现出良好的职业素质 2. 检查前和检查中注意与被检者沟通，态度和蔼，注意保护被检者隐私，体检中动作轻柔，能体现爱护被检者的意识。检查结束后能告知，有体现关爱被检者的动作	10	
回答问题	肌力的分级	6	
总计	—	100	

步骤七 自我反思

在完成情境模拟实践后，你需要完成一份反思报告（页数不够，可自行加页）。

反思报告内容应该包括，但不限于以下内容：

- 描述在刚才的实践过程中的某一印象深刻的事件，发生了什么？
- 这一事件发生的时候，你是什么感受？什么心情？怎么想的？
- 这一事件发生的时候，你采取了什么应对行动？
- 在这整个实践过程中，你认为做得好的方面有哪些？好的体验有哪些？
- 在这整个实践过程中，不足的方面有哪些？不好的体验有哪些？出现了什么问题/困难？
- 尝试分析为什么会出现这种好的体验或者问题/困难。
- 如果类似的事情再发生一次，你将会有哪些不同的做法？
- 你将采取哪些措施去改进和提升？去克服困难和解决问题？

情境模拟实践反思报告

签名：　　　　　　日期：

（撰写：马从莎、刘波）

项目四

辅助检查

任务一　肺炎患者的血液报告解读

任务二　肝癌晚期生化检查报告解读

任务三　急性胃肠炎报告解读

任务四　心肌梗死心电图报告解读

任务一

肺炎患者的血液报告解读

实践任务

本期实践任务中，我们需要深入研究和分析与肺炎相关的临床案例。首先，将对肺炎病人的成因、常见症状进行全面的了解和整理。接着，将探索肺炎患者的血液检验结果，通过对血液中各项指标的系统分析帮助医护人员判断炎症、感染等症状是否存在，以及探讨实验室数据在确诊时的重要性。在此基础上，还将尝试制定针对性的护理方案，包括药物治疗、物理治疗、心理治疗等。

任务目标

思政目标

培养学生的社会责任感和职业道德，在面对肺炎这种常见的健康问题时，不仅能够运用所学的知识和技能进行有效的处理，还能够以患者为中心，充分考虑到患者的身体和心理需求，提供全面、人性化的医疗服务。

知识目标

1. 了解肺炎的基本概念及其临床表现。
2. 掌握肺炎的病因及发病机制。
3. 学习肺炎的诊断和鉴别诊断方法。

技能目标

1. 能够运用所学知识对肺炎患者进行病史采集和病情评估。

2. 能够尝试针对肺炎患者制定合理的护理方案。
3. 能够主动搜索和学习针对肺炎患者的护理措施及康复训练方法。

素质目标

1. 培养临床思维能力，提高解决实际问题的能力。
2. 增强团队协作精神，提高沟通与组织协调能力。

步骤一 案例导入

患者，女，65岁。

【主诉】因“发热、咳嗽、咳痰和胸痛5天”于2024年3月12日入院。

【病史】患者5天前开始出现发热，体温高达39.5℃。同时伴有咳嗽，咳出黄色脓痰。患者描述胸痛，主要为双侧胸部疼痛，尤其在深呼吸时加重。患者否认有寒战、盗汗等其他症状。患者有糖尿病病史15年，长期服用降糖药物控制血糖。无高血压、心脏病等其他慢性疾病史。无手术史、外伤史。无过敏史。

【入院体格检查】患者神志清楚，T：38.8℃；P：100次/min；R：26次/min；BP：130/85mmHg。胸部检查发现双肺呼吸音粗，可闻及湿啰音。心脏听诊未发现明显异常。

【辅助检查】血常规：白细胞计数（WBC）升高（15×10^9/L）；中性粒细胞比例（88%）明显增高；血红蛋白110g/L；血小板计数300×10^9/L。胸部X射线片：显示双肺纹理增多，散在斑片状阴影。C-反应蛋白：120mg/L，明显升高。痰液培养：检测到致病菌，为肺炎链球菌。血气分析：显示低氧血症。肺部CT扫描：显示双肺多发斑片状浸润影。血液培养：检测到致病菌，为肺炎链球菌。

思考与讨论

- 白细胞计数，C-反应蛋白，血沉（ESR）等，这些指标是否有助于评估炎症的程度？
- 痰液培养是否有助于确定感染的病原体，如细菌、病毒或真菌？
- 血液培养的目的是什么？

步骤二 知识点回顾

肺炎患者的血液报告解读是一个复杂的过程，涉及多个指标的综合分析。以下是一些关键的血液报告指标及其在肺炎诊断中的意义。

1. 血常规

血常规中的白细胞计数和分类对肺炎的诊断有重要价值。白细胞计数升高通常提示细菌感染，而降低或淋巴细胞百分比增高可能提示病毒感染。中性粒细胞与淋巴细胞比值（NLR）也是反映感染状况的重要指标。核左移（杆状核增多）常见于感染性疾病，有助于感染和非感染的鉴别。

2. C-反应蛋白

CRP是一种急性期蛋白，通常在感染发生后6～8h开始升高，24～48h达到高峰。CRP在病毒感染时通常无显著升高，而在细菌感染时会显著升高。

3. 血沉

血沉加快在急性感染、局部炎症、活动性肺结核等情况下常见。但血沉并非特异性指标，其临床意义有相当的局限性。

4. 降钙素原（PCT）

PCT在细菌感染时会显著升高，而在病毒感染时通常不升高。PCT的动态变化对于判断临床感染性疾病更具有价值。

5. 白细胞介素-6（IL-6）

IL-6在急性感染早期诊断中非常灵敏，尤其在新生儿早期脓毒症的鉴别诊断中具有重要价值。IL-6升高与疾病的严重程度呈正相关。

6. 血清淀粉样蛋白A（SAA）

SAA在病毒或细菌感染后3～6h内即可明显升高，且半衰期短，病毒感染者升高更明显。

7. 内毒素

内毒素是革兰阴性菌（G-）细胞壁的主要成分，通常在G-死亡后释放入血。高内毒素血症需考虑G-感染可能，但特异性不高。

在解读肺炎患者的血液报告时，需要综合考虑上述指标，并结合患者的临床症状、体格检查、影像学检查等其他信息，以做出准确的诊断。此外，血液报告的解读还需要医生的专业知识和临床经验。

拓展阅读18

肺炎

步骤三 肺炎患者的典型血象变化

血液报告在肺炎诊断中很重要，能反映炎症和免疫反应。细菌性肺炎患者通常白细胞和中性粒细胞增加，淋巴细胞减少，CRP升高。血气分析可评估肺功能损害，表现为氧分压下降和二氧化碳分压升高。血液培养有助于确定感染细菌种类。不同类型的肺炎，如病毒性或支原体感染，其血液检查结果可能不同，病毒性肺炎可能白细胞计数升高不明显，淋巴细胞相对增加，而支原体和衣原体感染可能血常规正常，但抗体水平会升高。

血象变化可以帮助医生诊断肺炎的类型和严重程度，以及评估治疗效果和预后。需要注意的是，这些指标通常需要结合临床症状和其他检查结果一起分析，以获得更准确的诊断。

拓展阅读19

肺炎患者的典型血象变化

步骤四 辅助检查报告解读与分析

试一试：请以小组形式共同探讨下表。

项目	检查结果	解读与分析
血常规检查	白细胞总数增加，尤其是中性粒细胞比例升高	
反应蛋白	CRP水平显著升高	
血气分析	氧分压降低或二氧化碳分压升高	
X射线	1. 呈肺叶、段分布的片状浸润影； 2. 实变区内可见含气的支气管影； 3. 呈斑片状或条索状非均匀片状阴影，密度不均匀，沿支气管分布； 4. 空洞性浸润	

步骤五 实践前自我分析

目标	具体内容	达成情况
思政目标	设计过程中，我是否以患者为中心	
	设计过程中，我是否考虑了患者的身体和心理需求	
	设计过程中，我是否考虑了为病人提供怎样的全面、人性化的医疗服务	

续表

目标	具体内容	达成情况
知识目标	设计过程中，我是否已经全面掌握了肺炎的基本概念及其临床表现特征	
	设计过程中，我是否已经掌握了肺炎的病因及发病机制	
	设计过程中，我是否已经清楚肺炎的诊断和鉴别诊断方法	
	设计过程中，我是否已经掌握了问诊的要点，并且思考了合适的话术和问诊技巧	
技能目标	我觉得我能够运用所学知识对肺炎患者进行病史采集和病情评估	
	我觉得我能够针对肺炎患者制定合理的护理方案	
	我觉得我能够主动搜索和学习针对肺炎患者的护理措施及康复训练方法	
素质目标	设计过程中，遇到困难后，我会积极思考，并尝试通过网络、课本等资源解决问题	
	设计过程中，我会主动和同学、老师进行有效沟通	
	设计过程中，我会主动为他人提供帮助，共同成长	

步骤六 辅助检查报告解读实施（情境模拟）

根据课堂实际安排进行情境模拟实践。

题目：医疗诊断+主诉			
序号	辅助检查	分值	实际得分
1	与患者沟通的有效性	5	
2	解读分析与检查报告一致性	5	
3	各项检查结果分析是否正确	50	
	（1）白细胞	5	
	（2）血小板	5	
	（3）血红蛋白	5	
	（4）中性粒细胞	5	
	（5）C-反应蛋白	5	
	（6）血生化、肝肾功能等	5	
	（7）X射线、CT	5	
	（8）痰液培养	5	

续表

题目：医疗诊断+主诉			
序号	辅助检查	分值	实际得分
3	（9）血液培养	5	
	（10）血气分析	5	
4	病人是否准确理解报告结果	5	
5	避免使用复杂难懂的医学术语	6	
6	适当停顿，给患者思考或提问的时间	6	
7	适当的非语言技巧（目光交流、肢体语言等）	6	
8	尊重病人、保护隐私、同情和安慰	6	
9	有同情心、同理心，使患者感到温暖	6	
10	能根据结果给出一定护理建议	5	
合计		100	

步骤七 自我反思

在完成情境模拟实践后，你需要完成一份反思报告（页数不够，可自行加页）。反思报告内容应该包括，但不限于以下内容：

- 描述在刚才的实践过程中的某一印象深刻的事件，发生了什么？
- 这一事件发生的时候，你是什么感受？什么心情？怎么想的？
- 这一事件发生的时候，你采取了什么应对行动？
- 在这整个实践过程中，你认为做得好的方面有哪些？好的体验有哪些？
- 在这整个实践过程中，不足的方面有哪些？不好的体验有哪些？出现了什么问题/困难？
- 尝试分析为什么会出现这种好的体验或者问题/困难。
- 如果类似的事情再发生一次，你将会有哪些不同的做法？
- 你将采取哪些措施去改进和提升？去克服困难和解决问题？

情境模拟实践反思报告

签名： 日期：

（撰写：岳欣、陈露）

思维导图7

肺炎患者
血液报告解读

任务二

肝癌晚期生化检查报告解读

实践任务

本期实践任务中，我们需要深入研究和分析1例有关肝癌晚期患者的临床案例。首先，将详细探讨常见肝脏疾病血液生化检查的基本阅读技巧，包括理解肝脏疾病生化检查的目的、项目内容和参考区间以及临床意义。在此基础上，正确分析肝癌晚期患者的生化检查报告，结合病人的其他健康资料对其健康状况进行分析和判断，为护理诊断提供依据。

任务目标

思政目标

培养学生的社会责任感和职业道德，在面对肝癌晚期患者的健康问题时，不仅能够运用所学的知识和技能进行及时有效的处理，还能够以患者为中心，充分考虑患者的身体和心理需求，尊重患者、关爱患者，保护患者隐私，同时具备良好的沟通能力、敬业精神和伦理道德，为患者提供全面、人性化的护理服务。

知识目标

1. 了解临床生物化学检查的目的和意义。
2. 掌握常用生物化学检查项目标本采集的要求及注意事项。
3. 掌握常用肝脏疾病的实验室检查项目及参考区间。
4. 掌握常用肝脏疾病的实验室检查的临床意义。

技能目标

1. 能够运用所学知识对肝癌患者进行病史采集和病情评估。
2. 能够正确分析肝脏疾病的实验室检查结果，为作出护理诊断提供依据。
3. 能够主动搜索和学习关于肝癌患者的护理措施。

素质目标

1. 培养临床思维能力，提高解决实际问题的能力。
2. 增强团队协作精神，提高沟通与组织协调能力。

步骤一 案例导入

患者，女，66岁。

【主诉】因“右上腹痛、乏力、消瘦6月余，加重1月”入院。

【病史】患者半年前无明显诱因出现右上腹持续性钝痛，有时向右肩背部放射，无恶心、呕吐。近1个月来，右上腹疼痛加重，自觉右上腹饱满，有包块，伴腹胀、食欲不振、恶心。患病以来睡眠不佳，大便如常，体重减轻约8kg。有乙型肝炎病史多年，无烟酒嗜好。无遗传病家族史。

【入院体格检查】T：36.7℃；P：78次/min；R：20次/min；BP：120/80mmHg。营养差，体形消瘦，神志清醒，查体合作，全身皮肤无黄染，无瘀点、紫癜、瘀斑，胸前可见蜘蛛痣。全身浅表淋巴结未触及肿大。巩膜轻度黄染。双肺未闻及干、湿啰音，心界不大，心率78次/min，律齐，右上腹饱满，右上腹压痛明显，肝脏于剑突下6cm、右肋下7cm可触及，边缘钝，质硬，表面结节状，有触痛。脾于肋缘下未触及，Murphy征阴性。腹部叩诊鼓音，无移动性浊音，肝区有叩击痛，听诊肠鸣8次/min。神经系统生理反射存在，病理反射未引出。

【辅助检查】

血常规：Hb86g/L，RBC3.4×10^{12}/L，WBC5.4×10^{9}/L，PLT92×10^{9}/L。

肝功能：血清总蛋白（TP）71.2g/L，清蛋白（ALB）38.9g/L，总胆红素（STB）55.3μmol/L，直接胆红素（CB）15.8μmol/L，间接胆红素（UCB）13.6μmol/L，丙氨酸氨基转移酶（ALT）20U/L，天冬氨酸氨基转移酶（AST）38U/L，γ-谷氨酰转移酶（GGT）106U/L，谷氨酸脱氢酶（GDH）29U/L。

肿瘤标志物：甲胎蛋白（AFP）＞1000μg/mL。

肾功能：尿素氮（BUN）5.7mmol/L，Cr 82μmol/L，尿酸194μmol/L。

电解质：钾3.32mmol/L，钠134.5mmol/L，氯96.1mmol/L，钙1.94mmol/L。

凝血象：凝血酶原时间（PT）16.7s，活化部分凝血活酶时间（APTT）33s，纤维蛋白原（Fg）2.02g/L，凝血酶时间（TT）14.7s，D-二聚体（DD）1.776mg/L。

B超：肝右叶内低回声。

CT：肝右叶占位，原发性肝癌可能性大。

思考与讨论

- 该病人的辅助检查中，哪些属于血液生化检查？护士应如何正确为该病人采集血液标本？
- 根据病人的生化检查结果，分析该病人有哪些异常改变？其临床意义是什么？
- 根据上述资料，思考病人最可能的疾病是什么？
- 该病人存在着哪些健康问题？

步骤二 知识点回顾

肝癌晚期患者的生化检查报告解读涉及多个方面，以下是一些关键的生化指标及其在肝癌晚期诊断中的意义。

1. AFP

AFP是肝癌的特异性标志物，对原发性肝癌具有早期诊断、鉴别诊断的作用。AFP水平升高通常与肝癌的存在相关，但在排除活动性肝病、生殖腺胚胎瘤和妊娠情况下，血清定量测定AFP>400μg/mL持续四周，或>200μg/mL持续八周，可诊断为原发性肝癌。

2. 甲胎蛋白异质体（AFP-L3）

AFP-L3是AFP的一种特殊形式，来源于癌变肝细胞。临床上将AFP-L3占总AFP的百分比称为AFP-L3%。AFP-L3%在肝癌的诊断中具有重要价值，尤其是在AFP水平不高时，AFP-L3%的检测可以提高肝癌的检出率。

3. 异常凝血酶原（DCP）

DCP是一种在肝细胞恶性增殖中发挥重要作用的异常凝血酶原分子。在肝癌早期诊断中的灵敏度较高，DCP的检测可以作为AFP的补充，尤其是在AFP阴性的肝癌患者中。

4. GGT

GGT广泛存在于人体各组织中，其增高可见于原发性与转移性肝癌、胆道阻塞性疾病、肝实质性病变和酒精性肝损伤等。

5. 腺苷脱氨酶（ADA）

ADA活性在急性肝炎时可能轻至中度升高，而在重症肝炎发生“酶胆分离”时，即使ALT不高有时甚至降低，ADA水平仍可明显升高。

6. α-L-岩藻糖苷酶（AFU）

原发性肝癌患者血清AFU升高，可作为原发性肝癌的肿瘤标志物。

7. 胆碱酯酶（CHE）

CHE是肝脏合成蛋白质功能的标志物之一。肝实质损害后血清CHE水平降低，其降低程度与肝功能损害的严重程度相平行。

8. 血氨

慢性肝性脑病、门体分流性脑病患者多有血氨增高，但急性肝性脑病患者血氨可以正常。

9. 前清蛋白

与清蛋白（ALB）相比，前清蛋白半衰期短，能更灵敏地反应肝细胞合成功能。

10. STB和CB

肝癌晚期患者可能出现黄疸，表现为总胆红素和直接胆红素的升高。

11. 清蛋白

清蛋白水平的降低可能反映肝脏合成功能的减退。

12. ALT和AST

ALT和AST的升高通常反映肝细胞损伤，但在肝癌晚期，它们的升高可能不如AFP那样具有特异性。

这些生化指标的异常通常提示肝脏功能受损和肝癌的存在，但需要结合临床症状、影像学检查等其他信息综合分析，以做出准确的诊断。

拓展阅读20

临床生物化学检查

步骤三　肝癌晚期患者的生化检查评估

肝癌是我国常见的恶性肿瘤之一。血液生化检查在评估肝癌晚期患者的肝功能状态、治疗效果及判断预后方面具有重要意义。临床常见的肝脏疾病的生化检查评估从以下几方面着手。

1. 血清酶学检查（具体项目见图4-1实线框中内容）

当肝细胞受损或坏死时，细胞内各种酶释放入血；某些由肝细胞合成的血浆酶活性可能下降，而某些酶的生成可能增加。根据血清中肝脏酶的种类及其活性的变化，可了解肝脏病变的性质和程度。

（1）血清转氨酶　主要是丙氨酸氨基转移酶和天冬氨酸氨基转移酶。

ALT和AST是反映肝实质损害的指标。其中ALT是最常用的敏感指标，1%的肝细胞发生坏死时，血清ALT水平即可升高1倍。AST持续升高，数值超过ALT往往提示肝实质损害严重，是慢性化程度加重的标志。原发性肝细胞癌时，ALT与AST可正常或轻、中度升高。

（2）血清碱性磷酸酶（ALP）　可升高，反映骨代谢异常或肝胆系统疾病。

（3）血清γ-谷氨酰转移酶　明显增高。GGT是反映肝内占位性病变、胆汁淤积及胆道梗阻较为敏感的酶学指标之一。

（4）谷氨酸脱氢酶　可升高。GDH活力显著升高是肝细胞线粒体损伤的敏感指标。

（5）乳酸脱氢酶（LDH）　可升高，与肿瘤负荷和预后相关。

2. 血清蛋白检查（具体项目见图4-1虚线框中内容）

肝脏是机体蛋白质代谢的主要器官。肝脏病变时合成蛋白质的功能减弱，主要表现为清蛋白减少、球蛋白增高、纤维蛋白原减少等。测定血清蛋白的含量及各种蛋白质的

项目简称	项目全称	结果浓度	项目单位	结果描述	备注	参考范围
AST	天门冬氨基转移酶	31.8	u/l	↑		<=31.0
ALT	丙氨酸转氨酶	17.8	u/l	正常		<=31.0
ALP	碱性磷酸酶	70.6	u/l	正常		42.0-141.0
r-GT	谷氨酰转移酶	17.6	u/l	正常		9.0-39.0
		133.8	u/l	正常		24.0-170.0
LDH-L	乳酸脱氢酶	171.3	u/l	正常		115.0-220.0
HDL-C	高密度脂蛋白	1.89	mmol/l	正常		>=1.15
TG	甘油三酯	1.64	mmol/l	正常		<=2.30
TC	总胆固醇	4.62	mmol/l	正常		<=5.60
TP	总蛋白	81.3	g/l	正常		60.0-85.0
		45.0	g/l	正常	EDT	35.0-55.0
		5.98	mmol/l	正常		3.90-6.11
		293.7	μmol/l	正常		142.0-340.0
		4.10	mmol/l	正常		1.70-8.30
		74.2	μmol/l	↑		5.1-19.0
		51.2	μmol/l	↑		1.7-6.8
		2.01	mmol/l	↓		2.84-3.10
GLB	球蛋白	36	g/l	↑		20-30
A/G	白球比	1.24	%	↓		1.50-2.50
CREA	肌酐	83.0	μmol/l	正常		43.0-124.0
I-bil	间接胆红素	23.0	μmol/l	↑		<=11.9
CO2CP	二氧化碳结合力	23	mmol/l	正常	EDT	22-31
TBA	总胆汁酸	27.4	μmol/l	↑		<=10.0
CHE1	胆碱酯酶1	11190	u/l	正常		3600-12900
ADA	腺苷脱氨酶	17	u/l	正常		4-20
a-AMY	淀粉酶	99	u/l	正常		<=100

—— 血清酶学检查　- - - 血清蛋白检查

图4-1　常见的生化检查指标（1）

注：项目简称/全称与正文不一致时，以正文为准。

比例有助于了解肝脏合成蛋白质的功能状况，对肝脏疾病的诊断和预后判断有重要意义。

（1）血清总蛋白、清蛋白、球蛋白和清蛋白/球蛋白比值（A/G）检查 肝癌时，常见清蛋白减少（低于参考区间的下限）和球蛋增加，A/G比值下降。随病情加重出现A/G比值倒置，提示肝功能严重损害。清蛋白持续下降者多预后不良；治疗后清蛋白上升，表明治疗有效。清蛋白减少到30g/L以下，易发生腹水。

（2）血清蛋白电泳 肝癌时，α_1、α_2球蛋白明显增高，有时可见在清蛋白和α_1球蛋白的区带之间出现一条甲胎蛋白区带。

3. 血清胆红素代谢检查（具体项目见图4-2实线框中内容）

检查血清总胆红素、结合胆红素及未结合胆红素浓度，对了解肝功能、鉴别黄疸类型以及病情判断有重要意义。

晚期肝癌时，总胆红素和直接胆红素常显著升高，若伴有胆管梗阻，则总胆红素会进一步升高；直接胆红素升高多代表胆道受损或胆汁淤积。

项目简称	项目全称	结果浓度	项目单位	结果描述	备注	参考范围
AST	天门冬氨基转移酶	31.8	u/l	↑		<=31.0
ALT	丙氨酸转氨酶	17.8	u/l	正常		<=31.0
ALP	碱性磷酸酶	70.6	u/l	正常		42.0-141.0
r-GT	谷氨酰转移酶	17.6	u/l	正常		9.0-39.0
CK	肌酸激酶	133.8	u/l	正常		24.0-170.0
LDH-L	乳酸脱氢酶	171.3	u/l	正常		115.0-220.0
HDL-C	高密度脂蛋白	1.89	mmol/l	正常		>=1.15
TG	甘油三酯	1.64	mmol/l	正常		<=2.30
TC	总胆固醇	4.62	mmol/l	正常		<=5.60
TP	总蛋白	81.3	g/l	正常		60.0-85.0
ALB	白蛋白	45.0	g/l	正常	EDT	35.0-55.0
GLU	葡萄糖	5.98	mmol/l	正常		3.90-6.11
UA	尿酸	293.7	μmol/l	正常		142.0-340.0
UREA	尿素	4.10	mmol/l	正常		1.70-8.30
T-bil	总胆红素	74.2	μmol/l	↑		5.1-19.0
D-bil	直接胆红素	51.2	μmol/l	↑		1.7-6.8
LDL	低密度脂蛋白	2.01	mmol/l	↓		2.84-3.10
GLB	球蛋白	36	g/l			
A/G	白球比	1.24	%			
CREA	肌酐	83.0	μmol/l			
I-bil	间接胆红素	23.0	μmol/l			
CO2CP	二氧化碳结合力	23	mmol/l	正常	EDT	22-31
TBA	总胆汁酸	27.4	μmol/l	↑		<=10.0
CHE1	胆碱酯酶1	11190	u/l	正常		3600-12900
ADA	腺苷脱氨酶	17	u/l	正常		4-20
a-AMY	淀粉酶	99	u/l	正常		<=100

—— 血清胆红素代谢检查 - - - 血清总胆汁酸代谢检查

图4-2 常见的生化检查指标（2）

注：项目简称/全称与正文不一致时，以正文为准。

4. 血清总胆汁酸代谢检查（具体项目见图4-2虚线框中内容）

血清总胆汁酸（TBA）测定可反映肝细胞合成、摄取和排泌功能，是较其他指标更敏感的肝功能检查指标。肝癌时TBA显著增高。

步骤四 辅助检查报告解读与分析

试一试：请以小组形式共同探讨下表。

项目	检查结果	解读与分析
血常规	Hb86g/L，RBC3.4x10^{12}/L，WBC5.4x10^{9}/L，PLT92x10^{9}/L	
肝功能	TP71.2g/L，A38.9g/L，STB55.3μmol/L，CB15.8μmol/L，UCB13.6μmol/L，ALT20U/L，AST38U/L，GGT106U/L，GDH29U/L	
肿瘤标志物	AFP>1000μg/L	
肾功能	BUN5.7mmol/L，Cr82μmol/L，尿酸194μmol/L	
电解质	钾3.32mmol/L， 钠134.5mmol/L， 氯96.1mmol/L，钙1.94mmol/L	
凝血象	PT16.7s，APTT33s，Fg2.02g/L，TT14.7s，DD1.776mg/L	
B超	肝右叶内低回声	
CT	肝右叶占位，原发性肝癌可能性大	

步骤五 实践前自我分析

目标	具体内容	达成情况
思政目标	设计过程中，我是否以患者为中心	
	设计过程中，我是否考虑了患者的身体和心理需求	
	设计过程中，我是否考虑了为病人提供怎样的全面、人性化的医疗服务	
知识目标	设计过程中，我是否已经掌握了常用生物化学检查项目标本采集的要求及注意事项	
	设计过程中，我是否已经全面掌握了常用的肝脏疾病实验室检查项目及参考区间	
	设计过程中，我是否已经掌握了常用肝脏疾病的实验室检查的临床意义	
	设计过程中，我是否已经清楚了临床血液生化检查的目的和意义	
技能目标	我觉得我能够运用所学知识对肝癌晚期患者进行病史采集和病情评估	
	我觉得我能够针对肝癌晚期患者制定合理的护理方案	
	我觉得我能够主动搜索和学习关于肝癌晚期患者的护理措施	

续表

目标	具体内容	达成情况
素质目标	设计过程中，遇到困难后，我会积极思考，并尝试通过网络、课本等资源解决问题	
	设计过程中，我会主动和同学、老师进行有效沟通	
	设计过程中，我会主动为他人提供帮助，共同成长	

步骤六　肝癌晚期生化检查报告解读实施（情境模拟）

根据课堂实际安排进行情境模拟实践。

题目：医疗诊断+主诉			
序号	辅助检查	分值	实际得分
1	与患者沟通的有效性	5	
2	解读分析与检查报告一致性	5	
3	各项检查结果分析是否正确	50	
	（1）三大常规	15	
	（2）血生化、肝肾功能等	20	
	（3）ECG	15	
4	病人是否准确理解报告结果	5	
5	避免使用复杂难懂的医学术语	6	
6	适当停顿，给患者思考或提问的时间	6	
7	适当的非语言技巧（目光交流、肢体语言等）	6	
8	尊重病人、保护隐私、同情和安慰	6	
9	有同情心、同理心，使患者感到温暖	6	
10	能根据结果给出一定护理建议	5	
合计		100	

步骤七　自我反思

在完成情境模拟实践后，你需要完成一份反思报告（页数不够，可自行加页）。反思报告内容应该包括，但不限于以下内容：

- 描述在刚才的实践过程中的某一印象深刻的事件，发生了什么？

- 这一事件发生的时候，你是什么感受？什么心情？怎么想的？
- 这一事件发生的时候，你采取了什么应对行动？
- 在这整个实践过程中，你认为做得好的方面有哪些？好的体验有哪些？
- 在这整个实践过程中，不足的方面有哪些？不好的体验有哪些？出现了什么问题/困难？
- 尝试分析为什么会出现这种好的体验或者问题/困难。
- 如果类似的事情再发生一次，你将会有哪些不同的做法？
- 你将采取哪些措施去改进和提升？去克服困难和解决问题？

情境模拟实践反思报告

签名：　　　　　　日期：

（撰写：马从莎、刘波）

任务三

急性胃肠炎报告解读

实践任务

本期实践任务中，我们将深入研究和分析急性胃肠炎相关的临床案例。首先，我们将对急性胃肠炎病人的常见症状进行全面的了解和整理，包括腹泻、腹痛、恶心、呕吐等症状的特点。其次，我们将探讨消化系统疾病的实验室诊断方法，特别是急性胃肠炎的检验指标，并探索实验室报告在治疗中的应用。在此基础上，还将尝试制定针对性的护理方案，包括药物治疗、物理治疗、心理治疗等。

任务目标

思政目标

培养学生的社会责任感和职业道德，在面对急性胃肠炎等消化系统疾病时，不仅能够运用所学的知识和技能进行有效的处理，还能够以患者为中心，充分考虑患者的身体和心理需求，提供全面、人性化的医疗服务。

知识目标

1. 了解消化系统疾病的基本概念及其临床表现。
2. 掌握急性胃肠炎的病因及发病机制。
3. 学习急性胃肠炎的诊断方法，特别是实验室诊断方法。

技能目标

1. 能够运用所学知识对急性胃肠炎患者进行病史采集和病情评估。

2. 能够针对急性胃肠炎患者制定合理的护理方案。

3. 能够主动搜索和学习针对急性胃肠炎患者的护理措施及康复训练方法。

素质目标

1. 培养临床思维能力，提高解决实际问题的能力。

2. 增强团队协作精神，提高沟通与组织协调能力。

步骤一 案例导入

患者，男，30岁。

【主诉】因“持续腹泻、呕吐两天”于2024年2月12日入院。

【病史】症状起始于前日晚上进食不洁海鲜后约4h，随后逐渐加重。伴有轻度发热，自测体温最高达38.5℃，自服退热药物后体温有所下降，但腹痛、腹泻症状持续存在。期间食欲减退，几乎未进食，口渴但饮水后即吐，导致轻度脱水。既往体健，无重大疾病史，否认食物过敏史，偶有急性胃肠炎发作，但均自行缓解。无特殊嗜好，家族中无类似疾病遗传史。

【入院体格检查】患者精神状态稍差，面色苍白，皮肤弹性稍差，眼窝稍凹陷，口唇干燥，提示轻度脱水。T：37.8℃；P：96次/min；R：22次/min；BP：110/70 mmHg，处于正常范围但心率偏快，可能与脱水及疼痛刺激有关。腹部平软，上腹部及脐周有轻压痛，无反跳痛及肌紧张，肠鸣音活跃，可达10次/min以上，提示肠蠕动增快。神志清醒，对答切题，无神经系统阳性体征。四肢温暖，无寒战及皮疹。

【辅助检查】血常规：白细胞计数10.5×10^9/L，中性粒细胞比例78%，淋巴细胞比例22%。C-反应蛋白30mg/L。粪便常规：白细胞10个/HPF，红细胞5个/HPF，隐血试验阳性，粪便培养出诺如病毒。电解质：钠138mmol/L，钾4.2mmol/L，氯98mmol/L，钙1.9mmol/L。肝功能：谷丙转氨酶（ALT）30U/L，谷草转氨酶（AST）25U/L，总胆红素15μmol/L，直接胆红素5μmol/L。肾功能：肌酐（Cr）70μmol/L，尿素氮3.5mmol/L。空腹血糖6.5mmol/L。血脂：总胆固醇（TC）5.2mmol/L，甘油三酯（TG）2.1mmol/L，高密度脂蛋白胆固醇（HDL-C）1.2mmol/L，低密度脂蛋白胆固醇（LDL-C）3.4mmol/L。

影像学检查：腹部B超未见明显异常；胃镜检查发现慢性萎缩性胃炎改变；肠镜检查未见明显异常；腹部CT未见明显异常；心电图正常；胸部X射线片未见明显异常。

思考与讨论

▶ 白细胞计数是否升高，这是否能提示有细菌感染的存在？

- 中性粒细胞比例是否增加，这是否与细菌感染相关？
- 血红蛋白和红细胞比容是否正常？是否能排除慢性失血的可能性？

步骤二 知识点回顾

急性胃肠炎是消化系统中一种普遍存在的疾病，通常由病原体感染或食物中毒引发。以下为急性胃肠炎相关的重要知识概述。

1. 病原体

包括细菌，如沙门菌、志贺菌、大肠杆菌、弯曲杆菌等；病毒，如诺如病毒、轮状病毒、腺病毒等；寄生虫，如贾第虫、隐孢子虫等；在免疫力低下者中，也可能涉及真菌，如念珠菌等。

2. 传播途径

通过受污染的食物或水源；通过接触传播，如在接触感染者后未洗手；通过食物链，如食用未充分煮熟的肉类或海鲜。

3. 临床表现

腹泻，常为急性胃肠炎的主要症状；呕吐，尤其在疾病初期较为常见；腹痛，通常表现为绞痛，位于上腹部或脐周；发热，可能暗示细菌感染；脱水，由于频繁腹泻和呕吐所致。

4. 实验室检查项目

血常规，白细胞计数可能升高，尤其在细菌性胃肠炎中；粪便检查，可检测病原体、隐血、脂肪滴等；生化检查，包括电解质紊乱（如低钠血症、低钾血症）、肾功能和肝功能指标；炎症标志物，如C-反应蛋白和血沉可能升高。

5. 影像学检查

腹部超声，用于排除胆囊炎、阑尾炎等其他腹部疾病；CT或MRI，在必要时用于进一步评估。

6. 治疗措施

补液，对脱水患者采用口服补液盐或静脉补液；抗生素，针对细菌性胃肠炎，根据病原体和药敏试验选择合适的抗生素；对症治疗，包括止吐药、止泻药、止痛药等；饮食调整，建议清淡饮食，避免刺激性食物。

7. 预防措施

确保食物安全，煮熟食物，避免食用受污染食物；注意个人卫生，勤洗手，特别是在准备食物和如厕后；注重环境卫生，确保饮用水安全，避免污染。

8. 并发症

脱水和电解质紊乱；营养不良，尤其在儿童中；在罕见情况下，可能出现肠梗阻、肠穿孔等。

9. 预后方面

大多数急性胃肠炎患者预后良好，症状通常在数日内缓解。然而，免疫力低下患者或严重感染可能导致更为严重的病程。

掌握上述知识有助于对急性胃肠炎进行识别、治疗和预防。

拓展阅读21

急性胃肠炎

步骤三 急性胃肠炎的检验指标

1. 粪便常规检查

观察粪便的颜色、性状、气味等。检测是否有脓血、寄生虫卵等异常情况，可以初步判断感染的病原体类型，例如，细菌性感染时，粪便中可能出现大量白细胞或红细胞；而寄生虫感染则可能发现相应的寄生虫卵或成虫。

2. 粪便培养

通过培养粪便中的细菌，确定是否存在细菌感染。

3. 血常规检查

检测白细胞计数、中性粒细胞比例等指标，判断是否存在炎症反应。

（1）细菌感染　主要表现为白细胞计数升高、中性粒细胞计数升高等，部分患者可表现为C-反应蛋白（CRP）升高。

（2）病毒感染　主要表现为外周血白细胞总数升高、淋巴细胞计数正常或者偏高等。

（3）寄生虫感染　主要表现为嗜酸性粒细胞、嗜碱性粒细胞水平升高等。

4. CRP

CRP是一种由肝脏合成的急性期反应蛋白，在感染、炎症和组织损伤时会显著升高。在急性胃肠炎中，CRP的升高程度可反映感染的严重程度和治疗效果。与血清淀粉样蛋白A（SAA）相似，但CRP的升高相对较晚，半衰期较长，因此常作为疾病监测的指标之一。

5. SAA

SAA是一种急性期反应蛋白，其水平在感染、炎症等情况下会迅速升高。与CRP相似，但SAA反应更快，灵敏度更高。在急性胃肠炎中，SAA的升高可作为感染或炎症活动的指标，有助于评估病情的严重程度和治疗效果。

6. 肝功能检查

检测血清谷丙转氨酶（ALT）、血清谷草转氨酶（AST）等指标，判断是否存在肝脏损伤。严重感染或脱水可能导致肝肾功能受损。肝肾功能检查（包括血清肌酐、尿素氮、转氨酶等）有助于评估患者整体代谢状况和器官功能，及时发现并处理潜在的并发症。

7. 电解质检查

由于呕吐和腹泻，急性胃肠炎患者常伴随电解质紊乱，特别是钠、钾、氯等离子的失衡，电解质检查可以及时发现并纠正这些异常，防止低钠血症（低渗性脱水）、高钾血症等严重并发症的发生，对于维持患者体内水平衡和正常生理功能至关重要。

8. 病毒学检查

通过检测粪便中的病毒核酸或抗体，确定是否存在病毒感染。

步骤四　辅助检查报告解读与分析

试一试：请以小组形式共同探讨下表。

项目	检查结果	解读与分析
血常规检查	白细胞计数10.5×10^9/L，中性粒细胞比例78%，淋巴细胞比例22%	
血脂	总胆固醇5.2mmol/L，甘油三酯2.1mmol/L，高密度脂蛋白胆固醇1.2mmol/L，低密度脂蛋白胆固醇3.4mmol/L	
C-反应蛋白	C-反应蛋白30mg/L	
粪便常规检查	白细胞10个/HPF，红细胞5个/HPF，隐血试验阳性	
粪便培养	粪便培养出诺如病毒	
电解质检查	钠138mmol/L，钾4.2mmol/L，氯98mmol/L，钙1.9mmol/L	
肝功能	谷丙转氨酶30U/L，谷草转氨酶25U/L，总胆红素15μmol/L，直接胆红素5μmol/L	
肾功能	肌酐70μmol/L，尿素氮3.5mmol/L	

注：如有需要，请自行增补。

步骤五 实践前自我分析

目标	具体内容	达成情况
思政目标	设计过程中，我是否以患者为中心	
	设计过程中，我是否考虑了患者的身体和心理需求	
	设计过程中，我是否考虑了为病人提供怎样的全面、人性化的医疗服务	
知识目标	设计过程中，我是否已经全面掌握了急性胃肠炎的基本概念及其临床表现特征	
	设计过程中，我是否已经掌握了急性胃肠炎的病因及发病机制	
	设计过程中，我是否已经清楚急性胃肠炎的诊断和鉴别诊断方法	
	设计过程中，我是否已经掌握了问诊的要点，并且思考了合适的话术和问诊技巧	
技能目标	我觉得我能够运用所学知识对急性肠胃炎患者进行病史采集和病情评估	
	我觉得我能够针对急性胃肠炎患者制定合理的护理方案	
	我觉得我能够主动搜索和学习关于急性胃肠炎患者的护理措施及康复训练方法	
素质目标	设计过程中，遇到困难后，我会积极思考，并尝试通过网络、课本等资源解决问题	
	设计过程中，我会主动和同学、老师进行有效沟通	
	设计过程中，我会主动为他人提供帮助，共同成长	

步骤六 辅助检查报告解读实施（情境模拟）

根据课堂实际安排进行情境模拟实践。

题目：医疗诊断+主诉			
序号	辅助检查	分值	实际得分
1	与患者沟通的有效性	5	
2	解读分析与检查报告一致性	5	
3	各项检查结果分析是否正确	50	
	（1）白细胞	5	
	（2）中性粒细胞	5	

续表

题目：医疗诊断+主诉			
序号	辅助检查	分值	实际得分
3	（3）粪便常规	5	
	（4）粪便培养	5	
	（5）C-反应蛋白	5	
	（6）血生化、肝肾功能等	5	
	（7）B超、CT	5	
	（8）血脂	5	
	（9）血糖	5	
	（10）胃、肠镜	5	
4	病人是否准确理解报告结果	5	
5	避免使用复杂难懂的医学术语	6	
6	适当停顿，给患者思考或提问的时间	6	
7	适当的非语言技巧（目光交流、肢体语言等）	6	
8	尊重病人、保护隐私、同情和安慰	6	
9	有同情心、同理心，使患者感到温暖	6	
10	能根据结果给出一定护理建议	5	
合计		100	

步骤七　自我反思

在完成情境模拟实践后，你需要完成一份反思报告（页数不够，可自行加页）。反思报告内容应该包括，但不限于以下内容：

- 描述在刚才的实践过程中的某一印象深刻的事件，发生了什么？
- 这一事件发生的时候，你是什么感受？什么心情？怎么想的？
- 这一事件发生的时候，你采取了什么应对行动？
- 在这整个实践过程中，你认为做得好的方面有哪些？好的体验有哪些？
- 在这整个实践过程中，不足的方面有哪些？不好的体验有哪些？出现了什么问题/困难？

- 尝试分析为什么会出现这种好的体验或者问题/困难。
- 如果类似的事情再发生一次，你将会有哪些不同的做法？
- 你将采取哪些措施去改进和提升？去克服困难和解决问题？

情境模拟实践反思报告

签名：　　　　　　日期：

（撰写：岳欣、周悦）

思维导图8

急性胃肠炎报告解读

任务四

心肌梗死心电图报告解读

实践任务

本期实践任务中，我们需要深入研究和分析1例有关心肌梗死（心梗）患者的临床案例。首先，将详细探讨心电图的基本阅读技巧，包括心电图各波段的组成与命名、波形特点及正常值，心电图导联体系及连接方法，以及心电图测量。接着，将分析心肌梗死患者的心电图的图形特征，解释心肌梗死的心电图图形演变特征与分期等。在此基础上，讨论心电图在心脏病诊断中的价值。

任务目标

思政目标

培养学生的社会责任感和职业道德，在面对心肌梗死的健康问题时，不仅能够运用所学的知识和技能进行及时有效的处理，还能够以患者为中心，充分考虑到患者的身体和心理需求，尊重患者、关爱患者，保护患者隐私，同时具备良好的沟通能力、敬业精神和伦理道德，为患者提供全面、人性化的护理服务。

知识目标

1. 了解心电图产生原理。
2. 掌握心电图各波段的组成与命名、波形特点及正常值。
3. 掌握心电图的测量方法。
4. 掌握心肌梗死心电图的图形特征。

技能目标

1. 能够运用所学知识对心梗患者进行病史采集和病情评估。
2. 能够熟练描记心电图。
3. 能够对临床常见的心梗心电图进行分析，并作出相应的诊断。
4. 能够主动搜索和学习关于心梗患者的护理措施。

素质目标

1. 培养临床思维能力，提高解决实际问题的能力。
2. 增强团队协作精神，提高沟通与组织协调能力。

步骤一 案例导入

患者，男，52岁。

【主诉】因“阵发性胸痛1周，持续胸痛4h”急诊入院。

【病史】患者近半年工作压力大，经常加班。1周前顶风骑车时出现胸痛，位于胸骨后，范围约巴掌大小，呈压榨性，下车休息3～4min缓解。4h前因情绪激动突发心前区剧烈胸痛，呈持续性，有濒死感，伴恶心、呕吐，呕吐物为胃内容物，非喷射性，全身湿冷。无抽搐、晕厥，无意识丧失及二便失禁。经休息、舌下含服消心痛未缓解。患者为进一步诊疗，由急诊平车入院。有糖尿病史15年，吸烟史、酗酒史30年。

【入院体格检查】T：36.5℃；P：71次/min；R：20次/min；BP：115/80mmHg。神志模糊，烦躁不安，发育正常，体形肥胖，体质指数31.14kg/m^2，口唇稍发绀，颈静脉无充盈，胸廓正常，肋间隙未见明显异常，双肺呼吸音稍粗，双肺未闻及干啰音，心前区无隆起，心尖搏动位于第5肋间左锁骨中线内0.5cm，心尖搏动正常，无心包摩擦感，未触及震颤，心界不大，律齐，心率71次/min，A2＞P2，各瓣膜听诊区未闻及明显病理性杂音。腹部平坦，肝脾肋下未触及，全腹无压痛、反跳痛及肌紧张，肝颈静脉回流征阴性，周围血管征阴性，双下肢无水肿。

【辅助检查】心电图：窦性心律，Ⅱ、Ⅲ、aVF导联出现宽而深的Q波，ST段抬高呈弓背向上的单项曲线，如图4-3所示。

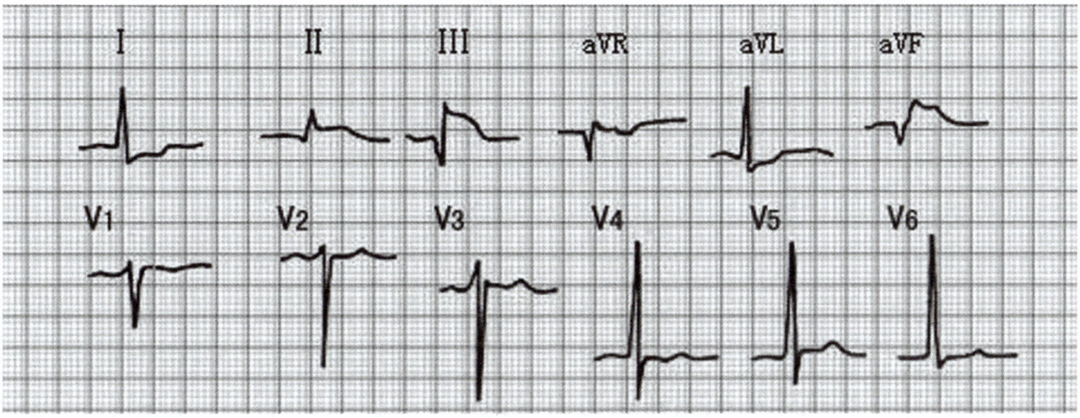

图4-3 十二导联心电图检查结果

思考与讨论

- 该病人的心电图诊断结果是什么？为什么？
- 根据该病人的心电图检查结果，分析该病人的心电图有哪些异常改变。
- 结合病人的其他资料，其最可能的病因及危险因素是什么？

步骤二 知识点回顾

心梗是一种对心脏健康构成严重威胁的疾病，其相关知识可从以下几个方面进行梳理。

1. 心梗的定义

心梗是指冠状动脉发生阻塞，致使心肌组织因缺血缺氧而发生坏死的病理状态。心脏的冠状动脉负责供应血液，一旦发生阻塞，心脏功能将受到严重影响，从而引发心梗。

2. 心梗的症状

患者常出现胸痛或胸部不适感，该症状可能向背部、颈部、下颌或左臂放射。此外，患者还可能经历呼吸困难、恶心、呕吐、出汗、晕厥或头晕等症状。部分患者可能不会经历疼痛，而是直接表现为休克或急性心力衰竭。有些患者可能仅感到上腹部疼痛，易被误诊为胃肠道疾病。

3. 心梗的诊断

心电图（ECG或EKG）能够显示心肌梗死的部位、范围以及是否存在心律失常。心脏标志物，例如，肌钙蛋白Ⅰ（cTnI）、肌酸激酶同工酶（CK-MB）和肌红蛋白（Myo）等，是心肌损伤的生物标志物，对心肌梗死的诊断具有重要价值。冠状动脉造影能够直接观察到冠状动脉的狭窄或阻塞情况。

4. 心梗的类型

STEMI（ST段抬高型心肌梗死）表现为心电图上ST段的抬高，通常表明心肌梗死面积较大，需要紧急进行介入治疗或溶栓治疗。NSTEMI（非ST段抬高型心肌梗死）则表现为心电图上ST段不抬高，心肌梗死面积相对较小，治疗策略与STEMI不同，通常包括药物治疗和冠状动脉介入治疗。

5. 心梗的治疗

药物治疗包括抗血小板药物、抗凝药物、β阻滞剂、ACE抑制剂、他汀类药物等。介入治疗，如经皮冠状动脉介入治疗（PCI），包括支架植入。在某些情况下，如STEMI患者无法及时进行PCI时，可采用溶栓治疗。

6. 心梗的预防

预防措施包括控制危险因素，如高血压、糖尿病、高脂血症、吸烟等。倡导健康的生活方式，包括均衡饮食、适量运动、控制体重、缓解压力。定期体检有助于及时发现和治疗冠心病等心血管疾病。

7. 心梗的预后

及时有效的治疗能够显著改善预后。心梗后的患者需要长期进行药物治疗和生活方式的调整。心梗可能导致心脏功能受损，增加心力衰竭的风险。

拓展阅读22

心电图

视频课程10

心电图导联体系

步骤三 常规心电图的描记、分析与临床应用

心电图是一种非侵入性检测手段，用以记录心脏的电生理活动，对于识别和监控多种心脏疾病具有显著的临床意义。以下是关于心电图记录、解读及临床应用的几个核心要点。

1. 心电图记录

心电图通过在体表安置一系列电极来捕捉心脏的电活动。心电图纸采用标准化的方格，每个小格对应0.04s的时间跨度和0.1mV的电压振幅，便于精确测量心电图各波段的时长和振幅。

2. 心电图解读

心电图的分析涉及对P波、PR间期、QRS复合波、ST段、T波及U波的细致观察。P波代表心房的去极化过程，PR间期反映了从心房到心室的传导时间，QRS复合波代表心室的去极化，ST段代表心室缓慢复极化，T波则代表心室快速复极化，而U波的形成

机制尚未完全明确。心电图的正确解读需识别正常波形与各种异常波形，如异常Q波、ST段的抬高或降低、T波变化等，这些均可能指示不同心脏疾病的存在。

3. 心电图的临床应用

心电图在心律失常的诊断中占据重要地位，是识别心动过速、心动过缓、心房颤动等心律失常的首选工具。此外，心电图能够揭示心肌梗死的位置和范围，并通过连续监测及时发现心肌梗死。它也可用于评估心肌缺血，表现为ST段的压低或抬高。在心脏疾病的监测中，心电图有助于评估抗心律失常药物的疗效及潜在的心律失常风险。在心脏手术及危重患者抢救中，心电图监测同样发挥着重要作用。对于遗传性心律失常的诊断，如先天性长QT间期综合征、Brugada综合征等，心电图也具有不可替代的作用。

心电图的记录与分析要求专业培训和丰富的实践经验，以确保结果的准确性。在临床实践中，心电图结果通常需结合其他临床资料，以作出准确的诊断和治疗决策。

拓展阅读23

常规心电图的描记、分析与临床应用

步骤四　辅助检查报告解读与分析

试一试：请以小组形式共同探讨下表。

项目	检查结果	解读与分析
心电图	窦性心律，Ⅱ、Ⅲ、aVF导联出现宽而深的Q波，ST段抬高呈弓背向上的单项曲线	

注：如有需要，请自行增补。

步骤五　实践前自我分析

目标	具体内容	达成情况
思政目标	设计过程中，我是否以患者为中心	
	设计过程中，我是否考虑了患者的身体和心理需求	
	设计过程中，我是否考虑了为病人提供怎样的全面、人性化的医疗服务	

续表

目标	具体内容	达成情况
知识目标	设计过程中，我是否已经全面掌握了心电图各波段的组成与命名、波形特点及正常值	
	设计过程中，我是否已经掌握了心电图的测量方法	
	设计过程中，我是否已经清楚了心电图导联体系	
	设计过程中，我是否已经掌握了心肌梗死心电图的图形特征	
技能目标	我觉得我能够运用所学知识对心梗患者进行病史采集和病情评估	
	我觉得我能够针对心梗患者制定合理的护理方案	
	我觉得我能够主动搜索和学习针对心梗患者的护理措施	
素质目标	设计过程中，遇到困难后，我会积极思考，并尝试通过网络、课本等资源解决问题	
	设计过程中，我会主动和同学、老师进行有效沟通	
	设计过程中，我会主动为他人提供帮助，共同成长	

步骤六 心电图检查报告解读实施（情境模拟）

根据课堂实际安排进行情境模拟实践。

题目：医疗诊断+主诉			
序号	辅助检查	分值	实际得分
1	与患者沟通的有效性	5	
2	解读分析与检查报告一致性	5	
3	各项检查结果分析是否正确	50	
	（1）三大常规	15	
	（2）血生化、肝肾功能等	20	
	（3）ECG	15	
4	病人是否准确理解报告结果	5	
5	避免使用复杂难懂的医学术语	6	
6	适当停顿，给患者思考或提问的时间	6	
7	适当的非语言技巧（目光交流、肢体语言等）	6	
8	尊重病人、保护隐私、同情和安慰	6	
9	有同情心、同理心，使患者感到温暖	6	
10	能根据结果给出一定护理建议	5	
合计		100	

步骤七　自我反思

在完成情境模拟实践后，你需要完成一份反思报告（页数不够，可自行加页）。

反思报告内容应该包括，但不限于以下内容：

- 描述在刚才的实践过程中的某一印象深刻的事件，发生了什么？
- 这一事件发生的时候，你是什么感受？什么心情？怎么想的？
- 这一事件发生的时候，你采取了什么应对行动？
- 在这整个实践过程中，你认为做得好的方面有哪些？好的体验有哪些？
- 在这整个实践过程中，不足的方面有哪些？不好的体验有哪些？出现了什么问题/困难？
- 尝试分析为什么会出现这种好的体验或者问题/困难。
- 如果类似的事情再发生一次，你将会有哪些不同的做法？
- 你将采取哪些措施去改进和提升？去克服困难和解决问题？

情境模拟实践反思报告

签名：　　　　　　日期：

（撰写：马从莎）

项目五

OSCE指南

任务一　客观结构化临床考试的流程和规则

任务二　OSCE的准备和应对策略

任务一

客观结构化临床考试的流程和规则

实践任务

在本期实践活动中，我们将对客观结构化临床考试（OSCE）的流程和规则进行详尽地阐释和目标分析。我们将深入探讨OSCE的各个环节，包括考试的准备、实施以及评分标准，确保每位参与者都能全面理解考试的结构和要求。此外，我们还将对任务目标进行深入分析，包括思政目标、知识目标、技能目标和素质目标，以便参与者能够更好地准备和应对考试。

任务目标

思政目标

通过本次实践活动，培养学生的社会责任感和职业道德，使学生能够在未来的医疗实践中，始终坚持以病人为中心的服务理念，尊重患者的权利和尊严，同时遵守医疗行业的法律法规和伦理标准。

知识目标

1. 掌握OSCE所涉及的基础医学知识和临床技能，包括但不限于病史采集、体格检查、诊断推理、治疗计划制定等。

2. 熟悉相关的临床操作技能和沟通技巧，以便在考试中能够准确、高效地完成各项任务。

技能目标

1. 能够熟练地进行病史采集和体格检查，能够准确地识别和描述临床症状和体征。

2. 能够根据病史和体检结果，合理地提出诊断假设，并制定相应的检查和治疗计划。

3. 能够有效地与模拟患者进行沟通，展现出良好的医患交流能力，包括解释病情、讨论治疗方案以及提供心理支持等。

4. 能够熟练地进行临床操作，并确保操作过程中的安全性和无菌原则。

素质目标

1. 通过本次实践活动，能够培养出良好的职业素养，包括团队合作精神、自我反思能力以及持续学习和自我提升的意识。

2. 能够在面对临床挑战时保持冷静和专注，展现出高度的责任心和专业精神。

步骤一 明确OSCE目标

OSCE目标主要围绕以下几个方面。

1. 临床知识的应用能力

评估学生是否能够将医学知识应用于临床实践，包括对疾病的病因、发病机制、临床表现、诊断、治疗和预后的理解与掌握。

2. 临床技能的操作能力

包括病史采集、体格检查、临床操作技能等，要求学生能够安全、规范地进行各种临床操作。

3. 临床决策能力

评估学生是否能够根据病史、体格检查和辅助检查结果做出正确的临床判断和决策。

4. 沟通与交流能力

包括与患者、家属和其他医疗卫生专业人员的有效沟通，以及在临床实践中的沟通技巧。

5. 职业态度和伦理

评估学生是否具有专业精神、伦理意识和职业行为，包括对患者的尊重、同情心和责任感。

6. 健康教育和疾病预防

评估学生是否能够将健康教育、疾病预防和筛查的原则应用于临床实践。

7. 临床思维和表达能力

包括临床资料的组织能力、问题解决能力以及语言沟通能力。

8. 临床实践能力

包括收集病史、体格检查、诊断性辅助检查的运用、诊断能力、作出医疗决策能力、执行医疗决策能力等。

9. 信息管理和技术应用

评估学生是否能够有效地检索、解读和记录临床信息，以及利用现代信息技术研究医学问题和获取新知识。

10. 应对紧急情况的能力

评估学生是否能够对需要紧急处理的患者进行可能的急救处理。

步骤二 深入了解OSCE内容

OSCE是一种评估医学生临床能力的关键工具。该考试通过模拟临床环境，检验学生的临床知识、技能及职业态度。

考核形式方面，OSCE通常由多个考站组成，每个考站均模拟特定的临床情境。考生须在规定时间内完成各考站指定任务，包括但不限于病史采集、体格检查、临床操作技能、病例分析及临床沟通能力等。每个考站由一名考官及一名标准化病人或模拟病人负责评估。考核内容涵盖以下方面。

（1）临床思维　考生需通过模拟问诊过程，搜集病史信息，并进行诊断推理与病例分析。

（2）体格检查　考生应在模特或标准化病人身上执行既定的体格检查项目。

（3）临床技能操作　考核内容包括内科、外科、妇产科及儿科等基础临床操作技能。

（4）临床沟通能力　通过模拟医患沟通情境，评估学生的沟通技巧及职业素养。

考核标准方面，OSCE采用统一的评分标准，以确保评估过程的客观性和公正性。考官依据预先设定的评分表对考生表现进行评分。

步骤三 OSCE的考核步骤

健康评估课程的OSCE为单站式（single section）考核模式，即学生在一个考场内进行所有考试。

1. 理论考核强化基础

OSCE试题题型与护士执业资格考试类似，主要有A1、A2、A3、A4型单选题，病例分析题则要求考生根据临床资料分析出病例所反映的问题，并做出明确的诊断和处理措施。

2. 实践技能强化

临床综合技能考试是一项至关重要的评估，它不仅仅要求考生具备扎实的理论知识和娴熟的操作技能，更重要的是，它旨在检验考生的临床思维能力、临床诊断和治疗能力以及健康评估能力。这种考试形式是OSCE的核心内容，也是众多医学院校和医疗机构在考核中不可或缺的一部分。临床综合技能考试通常分为三个阶段进行。

（1）获取基本信息　在这一阶段，考生需要从每个患者那里收集独立的病史信息，这些信息包括患者的症状、体征、检查结果以及初步诊断等。这些宝贵的信息通常可以在患者的病历中找到，能帮助考生初步了解患者的病情。

（2）采集信息并进行分析整理　在这一阶段，考生需要通过问诊、体格检查以及辅助检查信息等多种方式，全面收集患者的健康资料。这些资料的获取对于护士和护理团队来说至关重要，因为它们不仅有助于更深入地了解患者的病情，而且能为临床决策提供坚实的基础。

（3）案例分析报告和反思报告　在结束上述两个阶段后，考生需要撰写一份详细的案例分析报告，这份报告将展示他们如何运用所学知识和技能对患者情况进行综合分析，并提出相应的诊断和治疗方案。此外，考生还需要提交一份反思报告，反思自己在临床实践中的表现，包括成功之处和需要改进的地方，以便在未来的学习和工作中不断进步。

步骤四　OSCE小建议

考生需熟练掌握各类疾病知识、病史采集、体格检查及辅助检查技能，在参加OSCE时，以下建议或可助益备考与表现。

（1）熟悉考试流程　了解OSCE的全部流程，包括各考站设置、时间分配及评分标准等。

（2）重点复习　重点复习临床技能、病史采集、体格检查、常见疾病的诊断与治疗等方面。

（3）模拟练习　在模拟环境中进行练习，包括与标准化病人的互动，以增强实际考试时的适应能力。

（4）沟通技巧　练习与患者沟通的技巧，包括建立信任、解释病情、获取同意等。

（5）专业态度　保持专业和尊重的态度，即便在模拟环境中也应展现医生的职业素养。

（6）物品准备　携带必需物品，如笔、听诊器、手套等。

（7）注意细节　在操作技能考站中，注意无菌操作及个人防护。

（8）反馈利用　在练习中，利用反馈来提升自身技能与表现。

（9）灵活应变　面对意外情况时，保持镇定，灵活应对。

（10）反思总结　每次练习后，反思自身表现，识别改进空间。

任务二

OSCE的准备和应对策略

实践任务

在本期实践活动中，我们将探讨和分析客观结构化临床考试（OSCE）前的准备工作以及学生在面对此类考试时应采取的应对策略。在此过程中，我们将详细讨论如何有效地准备OSCE，包括理论知识的复习、临床技能的练习以及心理素质的培养等方面。

任务目标

思政目标

通过本次实践活动，培养学生的职业道德和责任感，使他们认识到一名医疗工作者在临床实践中的重要性和社会责任。同时，强化团队合作精神和人文关怀意识，确保学生在未来的医疗实践中能够以患者为中心，提供全面、细致的医疗服务。

知识目标

1. 掌握OSCE的基本要求和评分标准。
2. 了解考核中涉及的各个站点的具体内容和考核要点。

技能目标

1. 具备扎实的临床操作技能，能够在模拟或实际的OSCE环境中熟练地完成各项临床技能操作。
2. 学会如何在有限的时间内高效地完成各项考核任务。

素质目标

1. 具备良好的心理素质和应试能力，能够在面对考核时保持冷静和自信。

2. 培养自我反思和持续学习的能力，以便在考核后能够总结经验、发现不足，并在未来的学习和实践中不断进步和提高。

步骤一 探讨如何进行有效的考前准备

参加OSCE，除了要加强理论知识方面的学习外，在技能操作上也需要有所准备。考核主要分为三个方面。

1. 病史采集和体格检查

病史采集和体格检查是考核的重要组成部分，这包括对病史的详细询问以及对患者进行全面的体格检查。在这一环节中，考生需要掌握如何系统地收集病史信息，以及如何运用各种体格检查技巧来评估患者的健康状况。

2. 辅助检查

辅助检查也是考核的关键，涉及对辅助检查的目的、意义、项目选择、临床表现及其结果判断的深入理解。考生需要了解不同辅助检查手段的应用场景并具备解读检查结果的能力。

3. 病例分析

病例分析是考核的第三个重要环节，考生需要展现自己对临床病例的分析能力，包括诊断原则、治疗方案的选择以及对病情的综合评估。因此，在考前准备阶段，应重点关注以下几项内容。

（1）明确考核内容　健康评估的OSCE内容一般分为病史采集、体格检查和辅助检查三大块。考生需要对每一部分的内容有清晰的认识，并且掌握相应的操作技能。

（2）分析临床病历　除了要掌握住院医师规范化培训的基础理论知识外，考生还要熟悉各种临床病历的书写规范、书写形式、诊断原则、治疗方案等内容，这有助于考生在实际考核中能够准确地分析和处理病例。

（3）制订工作计划　在了解基本理论知识和熟悉基本病历的基础上，考生要结合临床实际情况制订详细的工作计划。这包括如何高效地进行病史采集、体格检查和辅助检查，以及如何合理安排时间，确保在有限的时间内完成所有的考核项目。

（4）利用好每一次模拟的机会　模拟考试是提高考生应试能力的重要手段。通过模拟考试，考生可以熟悉考试流程，检验自己的准备情况，并及时发现和弥补自己的不足。考生应该积极参与每一次模拟考试，并且在模拟考试后进行认真的总结和反思，以便在真正的考核中能够发挥出最佳水平。

想一想：为了更有效地完成OSCE，你有何良策？

步骤二 分析考核中可能遇到的问题及对策

在分析OSCE中可能遇到的问题及对策时，需要从多个角度进行深入探讨。首先，OSCE是一种综合性的评估方式，旨在通过一系列标准化的临床场景来评估学生的临床技能和知识。然而，在实际操作过程中，考生可能会面临各种挑战和困难。

（1）常见的问题是考生在面对模拟病人时感到紧张，导致表现不佳。为了应对这一问题，考生可以提前进行模拟训练，熟悉考试流程和环境，增强自信心。此外，掌握一些放松技巧，如深呼吸和冥想，也有助于缓解紧张情绪。

（2）在时间管理上存在不足，导致考生在某些站点无法完成所有任务。为了避免这种情况，考生需要在备考过程中练习时间管理技巧，合理分配每个站点的时间，确保在规定时间内完成所有考核内容。

（3）在应对突发情况时可能会显得手足无措。为了提高应对能力，考生可以在模拟考试中设置一些突发情境，练习应对各种意外情况，增强应变能力。

综上所述，OSCE中可能遇到的问题包括紧张、时间管理不当、技能操作不熟练以及应对突发情况的能力不足。通过提前进行模拟训练、掌握放松技巧、练习时间管理、加强实践操作训练以及设置突发情境练习等对策，考生可以有效应对这些问题，提高考核成绩。

想一想：在面对OSCE时，可能遇到的问题，我们应采取哪些应对策略？

考核中可能遇到的问题	对策

拓展阅读24

考核中可能遇到的问题及对策

步骤三 学习提高考核表现的方法和技巧

在OSCE评估中，人际沟通能力、解决问题能力和分析问题能力是核心考核要素。对于护士而言，加强基础知识、基本技能和临床实践知识的学习至关重要。此外，还需加强临床思维、人际沟通、解决问题等方面的能力和技巧培养，这是确保顺利通过OSCE评估并取得优异成绩的关键。

为提高评估表现，以下方法和技巧可供参考。

1. 加强练习

临床思维的建立是一个循序渐进的过程，临床实践能力的提升亦非一蹴而就。因此，在OSCE评估中，学生必须加强练习，尤其是对临床常见疾病的诊疗方法和诊断技巧进行重点强化。若条件允许，可在模拟考场上进行模拟操作，以有效缓解实际操作中的紧张情绪，减少失误。

2. 加强团队合作意识

在OSCE评估中，小组内的协同合作尤为重要。缺乏团队协作精神将导致许多常见疾病的诊断和治疗无法有效完成。因此，学生应加强团队意识，与其他组员密切配合，及时交流信息，以便更快更好地解决问题。

3. 提高自我控制能力

在进行临床实践操作时，学生需有意识地控制自己的动作和反应。例如，操作中出现意外时，需冷静处理并及时通知考官。

4. 培养严谨规范的工作习惯

临床实践中许多问题的发生与工作习惯有关，如书写病历不规范、查体不认真、处理医嘱不规范等，这些都将影响评估结果。

5. 积极思考、主动学习和总结经验教训

在临床实践中，需善于发现问题、总结问题并积极思考解决方案，为自己积累宝贵的经验教训。通过不断学习和总结，我们可以不断提高临床实践能力和应对各种临床问题的能力。

想一想：为了实现这一目标，你还有什么好办法？

项目六

OSCE实践

任务一　慢性阻塞性肺疾病

任务二　脑出血后偏瘫

任务三　急性胃出血

任务四　慢性心力衰竭晚期

任务一

慢性阻塞性肺疾病

实践任务

本期实践任务旨在帮助学生掌握慢性阻塞性肺疾病（COPD）的基本理论知识、护理评估技能、常见护理问题及护理措施，能够独立完成COPD患者的日常护理、健康宣教及病情观察，培养学生的临床思维能力、实践操作能力和人文关怀素养。

任务目标

思政目标

培养学生的社会责任感和职业道德，在面对慢性阻塞性肺疾病的相关健康问题时，不仅能够运用所学的知识和技能进行有效的处理，还能够以患者为中心，充分考虑到患者的身体和心理需求，提供全面、人性化的医疗服务。

知识目标

1. 掌握COPD的特征。
2. 掌握COPD的理论知识和操作技能。
3. 掌握COPD病人的护理方法。

技能目标

1. 能够运用所学知识对COPD患者进行病史采集和病情评估。
2. 能够针对COPD患者制定合理的护理方案。
3. 能够主动搜索和学习关于COPD患者的护理措施及康复训练方法。

素质目标

1. 树立良好的职业道德和敬业精神，弘扬大医精诚、医者仁心的精神，践行真诚、博爱、厚德、敬业的理念。

2. 具有良好的学习态度，为从事护理工作奠定扎实的基础。

3. 以求实、创新、科学、严谨的态度，促进护理事业的发展。

4. 培养临床思维能力，提高解决实际问题的能力。

5. 增强团队协作精神，提高沟通与组织协调能力。

步骤一 案例导入

患者，男，62岁。

【主诉】3天前，患者感冒后再次出现胸闷气促加重，伴有咳嗽、咳痰。痰多，为黄色黏痰，家中吸氧，症状无改善。昨日端坐体位，不能平躺，气促明显，故今拨打120送来我院急诊就诊。现为进一步诊治，急诊拟“慢性阻塞性肺病伴急性加重”收治我科病房。

【病史】患者6年余前无明显诱因而出现咳嗽、咳痰，多于晨起，为白色泡沫黏痰，后患者上述症状反复发作，冬春季节交替或天气变化时易发作。在我院门诊行肺功能检查，考虑诊断为“慢性阻塞性肺疾病”，给予吸氧、止咳化痰、抗感染等治疗（具体不详）后上述症状见好转。患者反复住院治疗，平时无规律服药及吸入剂治疗，间断家庭氧疗，病情严重时需住院以呼吸机辅助治疗。

【入院体格检查】基本情况：T：36.9℃；P：101次/min；R：20次/min；BP：189/91mmHg。一般情况：步入病房，神志清醒，发育正常，无病容，表情自如，自主体位，查体合作。皮肤黏膜无黄染，无瘀点瘀斑。浅表淋巴结未扪及肿大。头颅大小正常，无畸形，无其他异常，眼睑无水肿，巩膜无黄染，瞳孔双侧等大等圆，对光反射正常。外耳道无分泌物，乳突区无压痛，口唇红润，咽部无充血，扁桃体无肿大，颈部无抵抗，气管居中，颈静脉无怒张，甲状腺无肿大，胸廓对称。呼吸运动正常，两肺叩诊呈清音，听诊呼吸音两肺粗糙，可闻及少许干、湿啰音。心前区无隆起，心尖搏动以左侧第5肋间锁骨中线内0.5cm明显，未触及各瓣膜区震颤，叩诊心界正常，心率101次/min，心律齐，各瓣膜区无杂音。腹部平坦，触诊腹软，无压痛，无反跳痛，左肾区无明痛，右肾区无叩痛，移动性浊音阴性，肠鸣音正常，4次/min。肛门直肠未查，外生殖器未查，脊柱无畸形，双下肢无水肿，四肢关节活动正常，生理反射存在，巴宾斯基征未引出。

【辅助检查】急诊查：丙氨酸氨基转移酶17U/L；总胆红素29.2μmol/L；天冬氨酸氨基转移酶22U/L；乳酸脱氢酶225U/L；肌酸磷酸激酶80U/L；肌酸激酶同工酶11U/L；

尿素氮4mmol/L；肌酐70μmol/L；尿酸318μmol/L；钾4mmol/L；钠139mmol/L；总二氧化碳32mmol/L；乳酸B型钠尿肽前体439ng/mL；肌红蛋白63.9ng/mL；肌钙蛋白Ⅰ0.012ng/L；乳酸2.1mmol/L；凝血功能检查凝血酶原时间12s；部分凝血活酶时间33.5s；凝血酶时间14.1s；纤维蛋白原5.6g/L；INR1.05；D-二聚体0.74mg/L；纤维蛋白（原）降解产物4mg/L；抗凝血酶Ⅲ73.9%。

思考与讨论

- COPD的典型症状有哪些？
- COPD的体征包括哪些？

步骤二 知识点回顾

COPD是一种普遍存在的慢性呼吸系统疾病，主要影响气道和肺泡，造成气流受限。以下是COPD的一些核心知识点。

1. 定义

COPD是一种慢性炎症性肺部疾病，其主要特征为气道和肺泡的异常，导致持续的气流受限。这种气流受限通常是逐渐加剧的，并与气道和肺泡的异常有关。

2. 病因

长期吸烟是COPD的主要风险因素。其他因素包括空气污染、职业暴露、遗传因素（如α-1-抗胰蛋白酶缺乏）、儿童时期反复呼吸道感染、户外和室内空气污染等。

3. 病理生理

气道炎症是COPD的主要特征，导致气道壁增厚、狭窄。肺气肿是COPD的另一重要特征，表现为肺泡壁破坏，肺泡腔扩大。

4. 临床表现

慢性咳嗽、咳痰是COPD的早期症状。随着病情发展，呼吸困难成为主要表现，在体力活动时更为明显。晚期患者可能出现体重下降、食欲减退等全身症状。

5. 诊断

肺功能测试是诊断COPD的关键，尤其是测量第一秒用力呼气量（FEV1）。胸部X射线和CT扫描有助于排除其他肺部疾病。

6. 分期

COPD的严重程度可以根据肺功能测试结果进行分期，从轻度到非常严重。

7. 治疗

戒烟是最重要的治疗措施。药物治疗包括使用支气管扩张剂（如β2受体激动剂、抗胆碱药物）、糖皮质激素、磷酸二酯酶-4抑制剂等。长期氧疗对于慢性低氧血症的患者有益。肺康复和营养支持也是重要的治疗组成部分。

8. 急性加重期

COPD急性加重期通常由呼吸道感染、空气污染或其他因素引起。急性加重期的治疗可能需要增加药物剂量、使用抗生素或糖皮质激素，严重时可能需要住院治疗。

步骤三 慢性阻塞性肺疾病临床场景与护理问题

想一想：结合本案例，请你考虑可能遇到的临床情境，并对护理问题的相关因素进行分析。

场景	护理问题	相关因素分析
咳嗽、咳痰	清理呼吸道无效	
胸闷气促	呼吸困难	
体温升高	感染	
不能自行上下床	活动无耐力	

注：如有需要，请自行增补。

步骤四 健康评估注意事项

想一想：针对本案例，请你考虑在对患者进行健康评估时，应留意哪些关键事项，并探索应对策略。

项目	注意事项	应对策略
咳嗽、咳痰	1. 呼吸频率、节律 2. 有无发绀 3. 肺部听诊	
胸闷气促	1. 吸氧疗效评估 2. 卧位安置 3. 遵医嘱药物使用 4. 心理护理	

续表

项目	注意事项	应对策略
体温升高	1. 体温控制 2. 有无感染继发症状 3. 感染指标检测评估	
不能自行上下床	1. 生活自理能力评估 2. 躯体功能康复锻炼 3. 呼吸功能训练	

步骤五 实践前自我分析

目标	具体内容	达成情况
思政目标	设计过程中，我是否以患者为中心	
	设计过程中，我是否考虑了患者的身体和心理需求	
	设计过程中，我是否考虑了为病人提供怎样的全面、人性化的医疗服务	
知识目标	设计过程中，我是否已经全面掌握了慢性阻塞性肺疾病的特征	
	设计过程中，我是否已经掌握了慢性阻塞性肺疾病的病因及发病机制	
	设计过程中，我是否已经清楚了慢性阻塞性肺疾病的诊断和鉴别诊断方法	
	设计过程中，我是否已经掌握了问诊的要点，并且思考了合适的话术和问诊技巧	
技能目标	我觉得我能够运用所学知识对慢性阻塞性肺疾病患者进行病史采集和病情评估	
	我觉得我能够针对慢性阻塞性肺疾病患者患者制定合理的护理方案	
	我觉得我能够主动搜索和学习关于慢性阻塞性肺疾病患者的护理措施及康复训练方法	
素质目标	设计过程中，遇到困难后，我会积极思考，并尝试通过网络、课本等资源解决问题	
	设计过程中，我会主动和同学、老师进行有效沟通	
	设计过程中，我会主动为他人提供帮助，共同成长	

步骤六 OSCE实施（情境模拟）

根据课堂实际安排进行情境模拟实践。

考核项目	评分标准	最大分值	实际得分
收集病史	1. 打招呼、微笑、自我介绍	4	
	2. 病史采集过程组织合理，没有突然跳转话题	5	
	3. 问诊清晰明确，容易回答	5	
	4. 合理使用开放性和封闭性问题	4	
	5. 无诱导性提问、诘难性提问及连续性提问	5	
	6. 引证核实病人提供的信息，确认所采集的病史	5	
	7. 问诊过程中有小结	5	
沟通交流	1. 注意聆听，不要轻易打断病人的讲话	5	
	2. 避免使用复杂难懂的医学术语	5	
	3. 适当停顿，给患者思考或提问的时间	5	
	4. 不出现难堪的停顿	5	
	5. 按问诊逻辑顺序系统提问	5	
	6. 问诊中有过渡语言和结束语	5	
	7. 适当的非语言技巧（目光交流、肢体语言等）	5	
	8. 问诊过程中，注意手部卫生，未碰触自身头部和制服等	5	
人文素质	1. 仪表、仪容、职业着装	4	
	2. 走姿、站姿等举止得体	4	
	3. 友好的眼神，大方的肢体语言	4	
人文关怀	1. 尊重病人、保护隐私、同情和安慰	5	
	2. 恰当回应，给予病人赞扬性肯定或鼓励	5	
	3. 有同情心、同理心，使患者感到温暖	5	
合计		100	
教师意见：			

步骤七　自我反思

在完成情境模拟实践后，你需要完成一份反思报告（页数不够，可自行加页）。

反思报告内容应该包括，但不限于以下内容：

- 描述在刚才的实践过程中的某一印象深刻的事件，发生了什么？
- 这一事件发生的时候，你是什么感受？什么心情？怎么想的？
- 这一事件发生的时候，你采取了什么应对行动？
- 在这整个实践过程中，你认为做得好的方面有哪些？好的体验有哪些？
- 在这整个实践过程中，不足的方面有哪些？不好的体验有哪些？出现了什么问题/困难？
- 尝试分析为什么会出现这种好的体验或者问题/困难。
- 如果类似的事情再发生一次，你将会有哪些不同的做法？
- 你将采取哪些措施去改进和提升？去克服困难和解决问题？

情境模拟实践反思报告

签名：　　　　　　　日期：

（撰写：张琳、王怡淳）

思维导图9

慢性阻塞性肺疾病评估和护理

任务二

脑出血后偏瘫

实践任务

本期实践任务中，我们需要深入研究和分析与脑出血后偏瘫相关的临床案例。首先，将对脑出血后病人的常见症状进行全面的了解和整理。其次，能够对脑出血后偏瘫患者进行初步的评估与管理，包括完成病史采集、体格检查、提出合理的护理措施并能配合临床医生制订一个初级的治疗和康复护理方案。最后，需要提高同学们应对神经系统疾病紧急情况处理的能力并尝试制定针对性的护理方案，包括药物治疗、康复治疗、心理治疗等。

任务目标

思政目标

培养学生对患者及其家庭的责任感，理解并尊重患者的隐私权和自主权，在面对脑出血后偏瘫常见的健康问题时，不仅能够运用所学的知识和技能进行有效的处理，还能够展现对患者的人文关怀，包括同情心和同理心，以及尊重患者的文化差异。

知识目标

1. 了解脑出血的基本病理生理机制，包括发病原因、病变部位及影响范围。
2. 掌握脑出血后偏瘫的初步治疗原则，包括药物治疗、物理治疗、康复训练等。
3. 学习神经系统疾病紧急情况处理的措施。

技能目标

1. 能够运用所学知识对脑出血后偏瘫患者进行病史采集和病情评估。

2. 能够针对脑出血后偏瘫患者制定合理的护理方案，并能够有效地与患者及其家属沟通，解释病情、治疗计划和预后情况。

3. 能够主动搜索和学习关于神经系统疾病患者的护理措施及康复训练方法。

素质目标

1. 培养临床思维能力，提高解决实际问题的能力。

2. 增强团队协作精神，提高沟通与组织协调能力。

3. 培养持续学习的态度，认识到医学知识和技术的不断发展，愿意主动更新自己的专业知识。

步骤一　案例导入

患者，男，58岁。

【主诉】因“突发右侧肢体无力伴言语不清2h”于2024年3月25日10:00左右入院。

【病史】患者高血压病史10年，未规律服用降压药物，吸烟史20年，每日约20支；偶尔饮酒，无明确饮酒量记录；无其他慢性疾病史；无手术、外伤史，无药物过敏史，家族中无类似疾病患者。患者于2024年3月25日8:00左右在家中休息时突然出现右侧肢体无力，无法站立，同时伴有言语不清，家人发现后立即送至附近医院急诊科。

【入院体格检查】入院患者意识状态：意识清醒，对答切题，言语含糊不清。BP：180/105mmHg。P：90次/min，律齐，无杂音。呼吸：平稳，无呼吸困难。神经系统检查：①面部：右侧鼻唇沟变浅，口角向左侧歪斜；②肢体运动：右侧上下肢肌力2级，左侧肢体肌力5级；③腱反射：右侧腱反射活跃，左侧正常；④理征：右侧巴宾斯基征阳性；⑤感觉检查：右侧肢体痛温觉减退。

初步诊断为：左侧基底节区脑出血、右侧偏瘫、高血压病。

【辅助检查】血常规：基本正常；凝血功能：大致正常；生化检查：随机血糖10.2mmol/L，总胆固醇6.2mmol/L，低密度脂蛋白胆固醇4.1mmol/L（血脂水平偏高）；头颅CT检查：左侧基底节区可见一不规则高密度影，边界清晰，周围可见轻度水肿带，诊断为急性脑出血；心电图：窦性心律，无明显异常；胸部X射线：心肺大致正常。

【治疗方案】

（1）急救措施　立即给予甘露醇降低颅内压；使用硝普钠控制血压，避免血压急剧波动；给予氧气吸入，维持呼吸道通畅；监测生命体征，包括血压、心率、呼吸频率、血氧饱和度等。

（2）药物治疗　降压药物：根据血压监测结果调整剂量；抗凝与抗血小板聚集药物：需评估后再决定是否使用；脱水剂：继续使用甘露醇或其它脱水剂；营养支持：必要时通过鼻胃管给予营养支持。

（3）康复治疗　物理治疗：早期介入，促进肢体功能恢复；言语治疗：针对言语不清的症状进行针对性训练；心理支持：帮助患者及其家属应对情绪问题。

【预后评估】患者需要在重症监护室密切监护病情变化，预防并发症的发生；根据出血量、出血部位以及治疗的及时性和有效性，综合判断患者的长期预后情况；积极的康复训练对于改善患者的生活质量至关重要。

思考与讨论

- 脑出血后偏瘫的康复评估目标是什么？
- 如何评价脑出血后偏瘫患者的肌力和肌张力？
- 脑出血后偏瘫患者的日常活动能力（ADL）如何评估？
- 脑出血后偏瘫患者的平衡和步行能力应如何评估？

步骤二 知识点回顾

脑出血后遗症中常见的偏瘫现象，对患者的生活质量造成了显著影响。以下为脑出血后偏瘫相关知识的要点回顾。

1. 偏瘫的定义及其分类

偏瘫，亦称半身不遂，涉及同侧肢体及面部肌肉的运动功能障碍。根据大脑受损半球的不同，偏瘫可分为左侧偏瘫与右侧偏瘫。

2. 偏瘫的临床表现

患者可能表现出肌肉力量减弱、协调能力下降、步态异常（如划圈步态）、手功能受限（如挎篮手）等症状。即便轻度偏瘫患者仍能活动，但其动作的协调性和效率会有所降低。

3. 康复治疗的重要性

脑出血后偏瘫的康复治疗极为关键，它有助于恢复患者的运动功能、提升生活自理能力，并改善其生活质量。康复治疗包括物理疗法、职业疗法、言语疗法、心理支持及康复护理等。

4. 康复治疗的时机

脑出血后偏瘫的康复治疗应尽早实施，通常在病情稳定后（一般在发病后1～2周）即可开始。康复的黄金时期通常认为是发病后的3个月内。

5. 康复治疗的方法

运动疗法包括被动关节活动、主动助力运动、抗阻训练等，旨在恢复肌肉力量和运动协调性。作业疗法针对上肢功能和日常生活活动能力进行训练，如穿衣、进食等。物理治疗利用电刺激、热疗、水疗等物理因子辅助治疗。言语治疗则针对言语和吞咽障碍进行训练。

拓展阅读25

脑出血

步骤三 脑出血后偏瘫疾病临床场景与护理问题

想一想：结合本案例，请你考虑可能遇到的临床情境，并对护理问题的相关因素进行分析。

场景	护理问题	相关因素分析
言语含糊不清		
右侧肢体痛温觉减退		
血压升高		
耐力差，不愿意活动		

注：如有需要，请自行增补。

步骤四 健康评估注意事项

想一想：针对本案例，在对患者进行健康评估时，应重点关注哪些核心问题？请探索其应对策略。

项目	注意事项	应对策略
言语含糊不清	1. 使用简单明了的语言与患者交流 2. 评估者言语清晰 3. 排除患者的听力障碍因素	
右侧肢体痛、温觉减退	1. 考虑患者基本信息（年龄、既往史、家族史） 2. 评估患者的警觉程度和反应性 3. 使用量表评估患者的自理能力和日常生活技能 4. 了解患者的情绪和心理健康状况，必要时进行心理评估 5. 了解患者及其家属对于康复的态度和期望	
血压升高	1. 测量部位的选择 2. 测量时间、技巧 3. 测量前避免患者活动、保持体位、记录完整、避免紧张	
耐力差，不愿意活动	1. 注意患者的康复阶段，针对性制订护理措施 2. 考虑患者的心理健康状况 3. 考虑患者的经济情况等	

注：如有需要，请自行增补。

步骤五 实践前自我分析

目标	具体内容	达成情况
思政目标	设计过程中，我是否考虑了对患者及家庭的责任感	
	设计过程中，我是否考虑了患者的隐私权和自主权	
	设计过程中，我是否考虑了为病人提供无微不至的人文关怀	
知识目标	设计过程中，我是否已经全面掌握了脑出血后偏瘫的基本病理生理机制，包括发病原因、病变部位及影响范围	
	设计过程中，我是否已经掌握了脑出血后偏瘫的初步治疗原则，包括药物治疗、物理治疗、康复训练等	
	设计过程中，我是否已经清楚神经系统疾病紧急情况的处理措施	
	设计过程中，我是否已经掌握了健康评估注意事项	

续表

目标	具体内容	达成情况
技能目标	我觉得我能够运用所学知识对脑出血后偏瘫患者进行病史采集和病情评估	
	我觉得我能够针对脑出血后偏瘫患者制定合理的护理方案，并能够有效地与患者及其家属沟通，解释病情、治疗计划和预后情况	
	我觉得我能够主动搜索和学习针对神经系统疾病患者的护理措施及康复训练方法	
素质目标	设计过程中，遇到困难后，我会积极思考，并尝试通过网络、课本等资源解决问题	
	设计过程中，我会主动和同学、老师进行有效沟通	
	设计过程中，我会保持持续学习的态度，认识到医学知识和技术的不断发展，愿意主动更新自己的专业知识	

步骤六　脑出血后偏瘫患者OSCE实施（情境模拟）

根据课堂实际安排进行情境模拟实践。

序号	考核项目	评价要点及标准	最大分值	实际得分
1	病史采集	询问发病时间、地点、症状发展过程，了解既往史、家族史、药物过敏史	5	
2	意识状态	评估患者意识状态是否清醒，对答是否切题，注意言语是否含糊不清	10	
3	生命体征	血压是否正常（理想＜140/90mmHg）；心率是否稳定（60～100次/min）；呼吸是否平稳	5	
4	神经系统检查	面部表情是否对称；四肢肌力（0～5级）；腱反射是否亢进或减弱；巴宾斯基征是否阳性；痛、温觉检查	10	
5	颅神经检查	视力、视野是否正常；眼球运动是否受限；听力、面部感觉、咀嚼肌力量、舌肌运动等是否异常	10	
6	协调性和步态	指鼻试验、跟膝胫试验等是否准确完成；步态是否稳健	10	
7	语言功能	发音是否清晰；是否能理解并遵循指令；是否有失语症状	10	

续表

序号	考核项目	评价要点及标准	最大分值	实际得分
8	认知功能	定向力、记忆力、注意力等是否正常	10	
9	日常生活能力	个人卫生、进食、穿衣等自理能力评估	10	
10	辅助检查解读	CT/MRI结果解读；实验室检查结果解读（如血糖、电解质等）	10	
11	总结和沟通	患者病情总结是否准确；与患者及家属沟通是否有效；提出合理的后续诊疗建议	10	
合计			100	
教师意见：				
注意事项 1. 在实施OSCE时，确保模拟病人角色扮演者能够准确模拟患者症状。 2. 考官老师应该记录学生的操作细节，以便给出具体反馈。 3. 在评分过程中，尽量保持客观公正。				

步骤七 自我反思

在完成情境模拟实践后，你需要完成一份反思报告（页数不够，可自行加页）。

反思报告内容应该包括，但不限于以下内容：

- 描述在刚才的实践过程中的某一印象深刻的事件，发生了什么？
- 这一事件发生的时候，你是什么感受？什么心情？怎么想的？
- 这一事件发生的时候，你采取了什么应对行动？
- 在这整个实践过程中，你认为做得好的方面有哪些？好的体验有哪些？
- 在这整个实践过程中，不足的方面有哪些？不好的体验有哪些？出现了什么问题/困难？
- 尝试分析为什么会出现这种好的体验或者问题/困难。
- 如果类似的事情再发生一次，你将会有哪些不同的做法？
- 你将采取哪些措施去改进和提升？去克服困难和解决问题？

情境模拟实践反思报告

签名：　　　　　　日期：

（撰写：洪平、陈露）

思维导图10

脑出血后偏瘫

任务三
急性胃出血

实践任务

本期实践任务旨在使学生全面掌握急性胃出血的评估护理知识和技能。胃出血的检测是一个综合的过程，需要结合患者的病史、体格检查、实验室检查、影像学检查及特殊检查等多种手段进行综合判断。快速准确的诊断对于指导治疗、改善患者预后至关重要。因此，医疗人员应具备全面的知识背景和敏锐的临床洞察力，以确保每一位患者都能得到及时有效的治疗。

在教学过程中应注重理论与实践相结合，注重培养学生的实践能力和综合素质。同时，教师应不断更新教学理念和方法以适应医学教育的发展需求。

任务目标

思政目标

培养学生的社会责任感和职业道德，在面对急性胃出血的相关健康问题时，不仅能够运用所学的知识和技能进行有效的处理，还能够以患者为中心，充分考虑到患者的身体和心理需求，提供全面、人性化的医疗服务。

知识目标

1. 掌握急性胃出血的病因、快速评估、诊断方法。
2. 掌握急性胃出血的临床表现、抢救措施。
3. 掌握急性胃出血的病情监测、护理措施。

技能目标

1. 能够运用所学知识对急性胃出血患者进行病史采集和病情评估。
2. 能够针对急性胃出血患者制定合理的护理方案。
3. 能够主动搜索和学习针对急性胃出血患者的护理措施及康复训练方法。

素质目标

1. 树立良好的职业道德和敬业精神，弘扬大医精诚、医者仁心的精神，践行真诚、博爱、厚德、敬业的理念。
2. 培养良好的学习态度，为从事护理工作奠定扎实的基础。
3. 以求实、创新、科学、严谨的态度，促进护理事业的发展。
4. 培养临床思维能力，提高解决实际问题的能力。
5. 增强团队协作精神，提高沟通与组织协调能力。

步骤一 案例导入

患者，男，67岁。

【主诉】因腹痛伴黑便半月，复发加重7h，以“上消化道出血”收治入院。患者上腹部疼痛，以剑突下显著，解黑色大便，量不祥，反复发作。5h前自诉无明显诱因出现上腹部疼痛，为右侧上腹部明显，为持续性疼痛，间断呕血（量不详），偶伴有反酸、嗳气。

【病史】9天前，患者上腹部疼痛加重，解黑色软便，遂就诊于我院中西医结合科，予以健全相关检查，诊断为“上消化道出血、重度失血性贫血”。予以患者抑酸、止血、输注红细胞悬液以改善贫血，以及补液等治疗后，腹痛改善，大便潜血阴性后出院。入院前7h，患者再次出现成形黑便。否认肝炎、结核、高血压、糖尿病病史。

【入院体格检查】T：36.8℃；P：102次/min；R：38次/min；BP：88/59mmHg。患者贫血貌，查体合作欠佳，口唇无发绀，皮肤、巩膜无黄染。腹部查体：腹部平坦，腹软，腹部无压痛、反跳痛及肌紧张，肝、胆、胰、脾、肾未触及；移动性浊音阴性；肠鸣音5次/min。

【辅助检查】入院时急检血示：活化部分凝血活酶时间（APTT）29.90s，纤维蛋白原1.60g/L，凝血酶原比值1.42，国际标准化比值（INR）1.41，凝血酶时间17.70s，凝血酶原时间15.3s。血常规（血细胞分析）：红细胞1.89×10^{12}/L，血红蛋白50g/L，红细胞比容16.50%，血小板计数99×10^{9}/L，血小板比容0.09%，平均血红蛋白量26.4pg，平均血红蛋白浓度303g/L，中性粒细胞比例82.9%，淋巴细胞比例9.9%，嗜酸性粒细胞比例0.20%。肾功能：肌酐105μmol/L，尿素氮6.2mmol/L，二氧化碳结合力（CO_2）11.0mmol/L。

思考与讨论

- 如何快速判断胃出血的严重程度?
- 在急性期初始评估中，哪些病史信息是必要的?
- 体格检查时应注意哪些体征?

步骤二 知识点回顾

急性胃出血是指胃黏膜受到刺激或损伤后引起的胃黏膜出血或胃内出血的情况，是上消化道出血的常见类型。以下是急性胃出血的一些关键知识点回顾。

1. 常见病因

消化性溃疡（胃溃疡、十二指肠溃疡）：是最常见的原因之一。急性胃黏膜病变：如应激性溃疡、药物（如非甾体抗炎药）引起的急性胃黏膜损伤。食管胃底静脉曲张破裂：常见于肝硬化患者。胃癌：肿瘤侵蚀血管可能引发出血。其他：包括胃血管畸形、恒径动脉破裂（Dieulafoy病变）、胃息肉等。

2. 临床表现

呕血：血液与胃酸混合后变成咖啡色或暗红色的呕吐物。黑便：血液进入肠道后与粪便混合变成黑色。胃痛：胃黏膜受到刺激，出现疼痛。恶心：血液和胃酸混合产生异味，引起恶心。头晕、心悸、面色苍白、脉搏细弱、心率增快、血压下降，严重时可出现晕厥、休克。

3. 治疗原则

抗休克治疗：迅速补充血容量，维持血流动力学稳定。药物治疗：质子泵抑制剂（PPI）如埃索美拉唑，H2受体拮抗剂，血管活性药物如奥曲肽。内镜治疗：内镜下止血，如注射硬化剂、电凝、止血夹等。介入治疗：选择性血管造影及栓塞（TAE），适用于药物和内镜治疗无效的患者。外科手术：在药物、内镜及介入治疗无效时考虑手术干预。

拓展阅读26

上消化道出血

步骤三 急性胃出血的评估

急性胃出血是一种严重的医疗紧急状况，需迅速且精确地进行评估，并采取及时的急救措施。以下是急性胃出血评估与急救的关键步骤。

1. 初步评估

对患者意识状态进行评估，若出现意识障碍，则提示可能存在严重失血情况。确保气道通畅，以预防误吸。监测呼吸频率、节律及血氧饱和度。对心率、血压、尿量及末梢灌注情况进行评估，必要时进行有创血流动力学监测。

2. 病史采集

询问患者是否有呕血或黑便的情况，了解出血的起始时间、速度及量。询问患者既往史，包括消化性溃疡、肝病、用药史（如抗血小板药物、抗凝药物）。

3. 体格检查

观察皮肤黏膜的色泽、温度，以评估循环状态。进行腹部检查，注意是否有压痛、肿块或肝脾肿大。

4. 实验室检查

进行血常规、凝血功能、肝肾功能、血型及交叉配血检查。进行动脉血气分析，以监测酸碱平衡及氧合情况。

5. 影像学检查

进行腹部超声、X射线、CT血管造影或磁共振血管造影（MRA）检查。

步骤四 急性胃出血的监测技巧

急性胃出血起病急骤、进展迅速，因此，对出血量的准确监测与出血是否停止的及时判断，在临床护理中至关重要。当患者主诉餐后痛或饥饿痛时，护理人员应需密切监测呕血与黑便的量、色泽及性状，同时动态观察生命体征变化（如心率、血压）以及皮肤黏膜色泽等指标，以综合评估出血状态。

想一想：结合本案例，请你考虑可能遇到的临床情境，并对护理问题的相关因素和监测进行分析。

场景	护理问题的相关因素分析	检测技巧
上腹部疼痛		

续表

场景	护理问题的相关因素分析	检测技巧
解黑色大便		
间断呕血（量不详）		
T：36.8℃；P：102次/min； R：38次/min；BP：88/59mmHg		

注：如有需要，请自行增补。

步骤五 实践前自我分析

目标	具体内容	达成情况
思政目标	设计过程中，我是否以患者为中心	
	设计过程中，我是否考虑了患者的身体和心理需求	
	设计过程中，我是否考虑了为病人提供怎样的全面、人性化的医疗服务	
知识目标	设计过程中，我是否已经全面掌握了急性胃出血的病因	
	设计过程中，我是否已经掌握了急性胃出血的诊断和快速评估方法	
	设计过程中，我是否已经清楚了急性胃出血的急救、监测方法	
	设计过程中，我是否已经掌握了问诊的要点，并且思考了合适的话术和问诊技巧	
技能目标	我觉得我能够运用所学知识对急性胃出血患者进行病史采集和病情评估	
	我觉得我能够针对急性胃出血患者制定合理的护理方案	
	我觉得我能够主动搜索和学习关于急性胃出血患者的护理措施及康复训练方法	
素质目标	设计过程中，遇到困难后，我会积极思考，并尝试通过网络、课本等资源解决问题	
	设计过程中，我会主动和同学、老师进行有效沟通	
	设计过程中，我会主动为他人提供帮助，共同成长	

步骤六 OSCE实施（情境模拟）

根据课堂实际安排进行情境模拟实践。

考核项目	评分标准	最大分值	实际得分
收集病史	1. 打招呼、微笑、自我介绍	4	
	2. 病史采集过程组织合理，没有突然跳转话题	5	
	3. 问诊清晰明确，容易回答	5	
	4. 合理使用开放性和封闭性问题	4	
	5. 无诱导性提问、诘难性提问及连续性提问	5	
	6. 引证核实病人提供的信息，确认所采集的病史	5	
	7. 问诊过程中有小结	5	
沟通交流	1. 注意聆听，不要轻易打断病人的讲话	5	
	2. 避免使用复杂难懂的医学术语	5	
	3. 适当停顿，给患者思考或提问的时间	5	
	4. 不出现难堪的停顿	5	
	5. 按问诊逻辑顺序系统提问	5	
	6. 问诊中有过渡语言和结束语	5	
	7. 适当的非语言技巧（目光交流、肢体语言等）	5	
	8. 问诊过程中，注意手部卫生，未碰触自身头部和制服等	5	
人文素质	1. 仪表、仪容、职业着装	4	
	2. 走姿、站姿等举止得体	4	
	3. 友好的眼神，大方的肢体语言	4	
人文关怀	1. 尊重病人、保护隐私、同情和安慰	5	
	2. 恰当回应，给予病人赞扬性肯定或鼓励	5	
	3. 有同情心、同理心，使患者感到温暖	5	
合计		100	
教师意见：			

步骤七 自我反思

在完成情境模拟实践后，你需要完成一份反思报告（页数不够，可自行加页）。

反思报告内容应该包括，但不限于以下内容：

- 描述在刚才的实践过程中的某一印象深刻的事件，发生了什么？
- 这一事件发生的时候，你是什么感受？什么心情？怎么想的？
- 这一事件发生的时候，你采取了什么应对行动？
- 在这整个实践过程中，你认为做得好的方面有哪些？好的体验有哪些？
- 在这整个实践过程中，不足的方面有哪些？不好的体验有哪些？出现了什么问题/困难？
- 尝试分析为什么会出现这种好的体验或者问题/困难。
- 如果类似的事情再发生一次，你将会有哪些不同的做法？
- 你将采取哪些措施去改进和提升？去克服困难和解决问题？

情境模拟实践反思报告

签名：　　　　　　日期：

（撰写：张琳、马文新）

思维导图11

急性胃出血的评估与护理

任务四

慢性心力衰竭晚期

实践任务

本期实践任务中，我们需要深入研究和分析与慢性心力衰竭（心衰，CHF）晚期相关的临床案例。首先，将对慢性心衰晚期病人的病因、常见症状进行全面的了解和整理。接着，将探索慢性心衰晚期的临床表现和遇到的护理难题，以及在健康评估中需要注意的事项。在此基础上，还将制定针对性的护理方案，包括药物治疗、物理治疗、心理治疗等。

任务目标

思政目标

培养学生的社会责任感和职业道德，在面对慢性心衰晚期常见的健康问题时，不仅能够运用所学的知识和技能进行有效的处理，还能够以患者为中心，充分考虑到患者的身体和心理需求，提供全面、人性化的医疗服务。

知识目标

1. 了解慢性心衰晚期的基本概念及其临床表现。
2. 掌握慢性心衰晚期的病因及发病机制。
3. 学习慢性心衰晚期的诊断和鉴别诊断方法。

技能目标

1. 能够运用所学知识对慢性心衰晚期患者进行病史采集和病情评估。

2. 能够尝试针对慢性心衰晚期患者制定合理的护理方案。
3. 能够主动搜索和学习针对慢性心衰晚期患者的护理措施及康复训练方法。

素质目标

1. 培养临床思维能力，提高解决实际问题的能力。
2. 增强团队协作精神，提高沟通与组织协调能力。

步骤一 案例导入

患者，女，60岁。

【主诉】因“常伴呼吸困难、疲劳、水肿等症状”于2024年7月1日入院。

【病史】患者近一月来反复出现胸闷、气促，活动后加重，每次持续时间不等，吸氧后略有缓解，取端坐位休息，夜间不能平卧，双下肢水肿，不伴胸痛、大汗等症状，为求进一步诊治遂来我院，门诊以“扩张型心肌病、心功能不全”收入我科。起病来，精神、睡眠、食欲欠佳，大小便正常，体力体重无明显变化。

【入院体格检查】T：36.5℃；P：54次/min；R：21次/min；BP：120/84mmHg。神志清醒、精神可，查体合作，颈软，双下肢水肿，全身皮肤未见出血点和黄染，全身浅表淋巴结未及肿大，颈静脉怒张，肝颈静脉回流征阳性，心界扩大，心率54次/min，律不齐，腹平软，未触及压痛及反跳痛，双肾区无叩击痛。

【辅助检查】心脏彩超提示扩张型心肌病左心增大，右房室腔大小正常，左心室收缩功能降低，FS15%，EF30%。

思考与讨论

- 患者是否表现出气短、疲劳、水肿等症状并评估其严重程度。
- 纽约心脏病学会（NYHA）心功能分级是否达到Ⅲ或Ⅳ级。
- 在体征评估中，是否发现颈静脉压升高、双肺湿啰音、肝脏肿大，以及腹水、下肢明显水肿的情况。

步骤二 知识点回顾

慢性心力衰竭的晚期阶段，又称终末期心力衰竭（AdHF），标志着心衰发展的严重程度。在此阶段，即便患者接受了最佳的药物、器械或外科治疗，仍会持续出现严重的症状和体征。以下为慢性心力衰竭晚期的相关要点概述。

1. 心衰的分类与分期

依据左心室射血分数（LVEF），心衰可分为四类：射血分数降低的心衰（HFrEF）、射血分数改善的心衰（HFimpEF）、射血分数轻度降低的心衰（HFmrEF）以及射血分数保留的心衰。此外，心衰可分为四个阶段：A期（心衰风险期）、B期（心衰前期）、C期（症状性心衰期）和D期（晚期心衰）。

2. 症状与体征

晚期心衰患者通常表现出NYHA心功能分级的Ⅲ/Ⅳ级的症状，包括严重的呼吸困难、夜间阵发性呼吸困难、端坐呼吸、显著的水肿、腹水以及体重的快速增加。

3. 诊断检查

心衰晚期的诊断可能涉及多种检查，包括心电图、胸部X射线、超声心动图、血浆利钠肽检测、心脏磁共振成像（CMR）、冠状动脉造影、心肺运动试验以及6min步行试验等。

4. 治疗策略

心衰晚期的治疗可能包括优化的药物治疗、器械治疗[如心脏再同步治疗（CRT）、植入式心脏转复除颤器（ICD）]、心脏移植、机械循环辅助（MCS）等。对于某些患者，可能需要考虑姑息治疗和临终关怀。

拓展阅读27

慢性心力衰竭

步骤三 慢性心力衰竭晚期临床场景与护理问题

想一想：结合本案例，请你考虑可能遇到的临床情境，并对护理问题的相关因素进行分析。

场景	护理问题	相关因素分析
左心衰竭	呼吸困难、气体交换受损、心输出量减少、体液过多	
右心衰竭	液体平衡问题、呼吸困难、活动受限	
全心衰竭	活动无耐力、营养失调、气体交换受损、心排血量减少	

步骤四 健康评估注意事项

想一想：针对本案例，在对患者进行健康评估时，你应留意哪些关键事项？请探索其应对策略。

项目	注意事项	应对策略
左心衰竭	1. 呼吸困难、咳嗽、乏力的出现频率、持续时间 2. 心脏大小、心率、节律及肺部是否有湿啰音	
右心衰竭	1. 心肺听诊、肝脾触诊 2. 辅助检查	
全心衰竭	1. 是否有并发症 2. 是否出现呼吸困难、乏力、水肿等典型症状 3. 体检细节	

步骤五 实践前自我分析

目标	具体内容	达成情况
思政目标	设计过程中，我是否以患者为中心	
	设计过程中，我是否考虑了患者的身体和心理需求	
	设计过程中，我是否考虑了为病人提供怎样的全面、人性化的医疗服务	
知识目标	设计过程中，我是否已经全面掌握了慢性心衰晚期的基本概念及其临床表现特征	
	设计过程中，我是否已经掌握了慢性心衰晚期的病因及发病机制	
	设计过程中，我是否已经清楚慢性心衰晚期的诊断和鉴别诊断方法	
	设计过程中，我是否已经掌握了问诊的要点，并且思考了合适的话术和问诊技巧	
技能目标	我觉得我能够运用所学知识对慢性心衰晚期患者进行病史采集和病情评估	
	我觉得我能够针对慢性心衰晚期患者制定合理的护理方案	
	我觉得我能够主动搜索和学习关于慢性心衰晚期患者的护理措施及康复训练方法	
素质目标	设计过程中，遇到困难后，我会积极思考，并尝试通过网络、课本等资源解决问题	
	设计过程中，我会主动和同学、老师进行有效沟通	
	设计过程中，我会主动为他人提供帮助，共同成长	

步骤六 OSCE实施（情境模拟）

根据课堂实际安排进行情境模拟实践。

1. 病史采集与体格检查

详细询问患者病史，包括心衰症状、病程、治疗情况等，并进行全面的体格检查，特别注意心脏听诊和水肿评估。

2. 辅助检查解读

分析患者的心电图、超声心动图等辅助检查结果，评估心脏功能及结构变化。

3. 诊断与鉴别诊断

根据病史、体格检查和辅助检查结果，做出慢性心衰晚期的诊断，并考虑可能的鉴别诊断。

4. 治疗计划制订

为患者制订个性化的治疗计划，包括药物治疗、非药物治疗和患者教育等。

评分项目	评分内容	分值	实际得分
病史采集与体格检查	评估学生在采集患者病史和进行体格检查时的准确性和全面性	20	
诊断与鉴别诊断	评价学生对慢性心衰晚期的诊断能力，以及与其他疾病的鉴别诊断能力	20	
治疗方案制定	考察学生根据患者病情制定合适治疗方案的能力	20	
沟通技巧与人文关怀	评估学生在与患者沟通时的态度和技巧，以及是否体现出对患者的人文关怀	20	
整体表现与专业素养	评价学生在考试过程中的整体表现，包括专业素养、时间管理等	20	
合计	—	100	

步骤七 自我反思

在完成情境模拟实践后，你需要完成一份反思报告（页数不够，可自行加页）。

反思报告内容应该包括，但不限于以下内容：

- 描述在刚才的实践过程中的某一印象深刻的事件，发生了什么？
- 这一事件发生的时候，你是什么感受？什么心情？怎么想的？
- 这一事件发生的时候，你采取了什么应对行动？
- 在这整个实践过程中，你认为做得好的方面有哪些？好的体验有哪些？

- 在这整个实践过程中，不足的方面有哪些？不好的体验有哪些？出现了什么问题/困难？
- 尝试分析为什么会出现这种好的体验或者问题/困难。
- 如果类似的事情再发生一次，你将会有哪些不同的做法？
- 你将采取哪些措施去改进和提升？去克服困难和解决问题？

情境模拟实践反思报告

签名：　　　　　　日期：

（撰写：曹雪楠、王怡淳）

思维导图12

慢性心衰晚期

项目七

自我评价

任务一　自我评估的方法和工具

任务二　课程总结与未来规划

任务一

自我评估的方法和工具

使用一般自我效能感量表（general self-efficacy scale，GSES）进行自我评估。这个量表通常包含10个项目，每个项目都旨在评估你对自身应对各种挑战的信心。

一般自我效能感量表

项目	完全不正确	有点正确	多数正确	完全正确
1. 如果我尽力去做的话，我总是能够解决问题的	1	2	3	4
2. 即使别人反对我，我仍有办法取得我所要的	1	2	3	4
3. 对我来说，坚持理想和达成目标是轻而易举的	1	2	3	4
4. 我自信能有效地应付任何突如其来的事情	1	2	3	4
5. 以我的才智，我定能应付意料之外的情况	1	2	3	4
6. 如果我付出必要的努力，我一定能解决大多数的难题	1	2	3	4
7. 我能冷静地面对困难，因为我信赖自己处理问题的能力	1	2	3	4
8. 面对一个难题时，我通常能找到几个解决方法	1	2	3	4
9. 有麻烦的时候，我通常能想到一些应付的方法	1	2	3	4
10. 无论在我身上发生什么事，我都能应付自如	1	2	3	4

指导语：以上10个项目关于你平时对你自己的一般看法，请你根据你的实际情况（实际感受）在选择的数字上画“√”。答案无对错，对每一个项目无须考虑过多。

计分方式：GSES采用李克特4点量表形式，各项目均为1～4评分。对每个项目，被试者根据自己的实际情况回答“完全不正确”“有点正确”“多数正确”或“完全正确”。评分时，“完全不正确”记1分，“有点正确”记2分，“多数正确”记3分，“完全正确”记4分。总分10～40分，得分越高，表示被调查对象的自我效能越好。

任务二

课程总结与未来规划

1. 请回顾全课程的学习要点与收获。

2. 请思考如何将所学应用于未来实践。

3. 展望未来在医疗领域的发展方向。